マイ・レジリエンス

トラウマとともに生きる

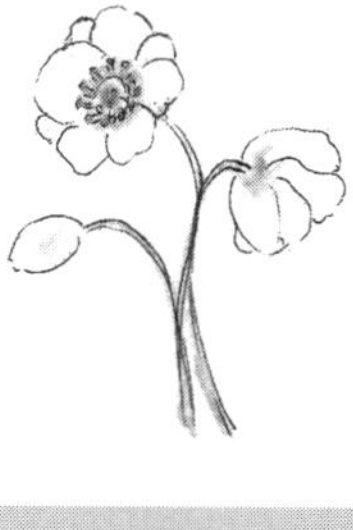

梨の木舎

この本を、トラウマを抱える☆さんに
そして、親友のJにおくります。

For all survivors of trauma.

This book is dedicated especially to my best friend J,
who will always be my inspiration.

はじめに

私は今、ＤＶ（ドメスティック・バイオレンス。パートナーからの暴力）やデートＤＶ（カップル間のＤＶ）、人間関係における暴力、暴力による心の深い傷つき（トラウマ）、その回復に焦点をあてて講座を開き、講演することを仕事にしています。このような仕事をすることになったきっかけは、私自身が暴力被害を経験したことにあります。

私は19歳から24歳までの４年半、つきあっている相手からの暴力にあっていました。今では「デートＤＶ」という言葉が知られてきていますが、25年前の当時は、「デートＤＶ」どころか「ＤＶ」という言葉があることすら知りませんでした。私が経験していることは特殊なことで、このような目にあっているのは世の中で私しかいないと思っていましたが、当時通っていた学校で出会った友だちや先生が、この経験は私だけのものではなく、「ＤＶ」という社会的な問題であると気づかせてくれました。

私は周囲のサポートを得て加害者から離れることができましたが、暴力から離れれば全て元通りの生活に戻れるというわけではありません。暴力にあった直後には自分が生きているのか死んでいるのかわからないほどの混乱や感覚の麻痺、突如激しい感情の波に圧倒される、といったことが起こりましたし、その後も長いことPTSD（心的外傷後ストレス障害）や、暴力による様々な影響の中で生きてきました。

25年経ったいまも、悪夢やフラッシュバック（トラウマの再現）、うつ、自尊心の低下などが原因で、生きていくのが苦しいと感じる日があります。これだけ長い時間が経っていてもトラウマ（心の深い傷つき）の影響の大きさを改めて感じさせられます。いまなお様々な症状が残っており、それらと向き合うためにカウンセリングに通い続けています。今後も多分、自分自身のバランスを維持していくために、通い続けることになるでしょう。トラウマに気づき、向き合い、その傷を癒していく方法を学び、生活に取り入れていくことで、少しずつ自分自身を取り戻すことができるようになりました。

加害者は今でも良心の呵責もないまま自由に暮らしているのに、なぜ被害にあった私のほうがこんなにつらい人生を歩まなくてはならないのか、なぜトラウマのケアをしながらなんとか生きていくといった苦しい努力をしなければならないのかと、理不尽さに怒りを感じることがあります。しかし、心の傷のケアをしないままでいてつらい思いを抱え続けなければいけないのは、自分自身なのです。

暴力から離れた後の私の自分自身への問いは、なぜ私は暴力にあってしまったのか、なぜ4年半もの間逃げられなかったのか、ということでした。答えを知りたくて、自分の経験をカウンセリングで振り返り、DVや暴力の影響など様々なことについて学ぶために大学院に通い直し、今は実際の支援活動に結びつけて考え続けています。

答えを探す過程で、暴力にあう前に知っていたら良かったと思うこと、暴力の影響の大きさや、トラウマに日々対応していく方法など、多くのことを学びました。できれば経験したくなかったことですが、過去を消すことはできません。この経験をしたからこそ学ぶことができたことに目を向けることで、今まで見えなかったものが見えてきました。それを皆さんと共有できればと思います。

読む前に

私はレジリエンスの活動の中で既に私の経験について触れています。講演では手短かに話すようにしていますが、この本では少し詳しく説明をすることにします。

私がこの本でお伝えしたいポイントは主に2章と3章にあります。トラウマがどのようなものか言語化したり、自分に起こった出来事や私自身の感情などを把握したり整理したりすることはとても難しいことですが、なんとかわかりやすく伝えられるようにと力を注ぎました。それを補足するために、背景として私自身の経験を1章に書きました。私自身の経験を知ってほしいからではなく、なぜこれほど深いトラウマとなるのか、暴力がどれほどの影響を及ぼすのかについて、少しでも理解しやすくなればと考えたのです。

「DVの☆(ほし)さん」と言っても、一人ひとりの経験は異なります。私自身が経験したことは、1人の☆さんの経験であり、それ以上でも、それ以下でもありません。ご自身の役に立ちそうなところを取り入れていただければと思います。

どのようなエピソードを入れるか真剣に考えた結果、私が最悪と考えている暴力のエピソードは入れていません。これらの例を入れなくても暴力については十分伝わるということと、ひどいエピソードを入れると内容がより重くなってしまい、読者がしんどくなってしまうだけかもしれない、と判断したからです。それでも、この本を読んで非常に苦しく、つらく感じることがあるかもしれません。その場合は、ご自身の体調や精神的な状態を優先して、決して無理をしないように、まずは読める部分だけ読むようにしていただければと思います。

レジリエンスとは

レジリエンス（Resilience）とは、回復力、元の形に戻る復元力、元気、快活、弾力という意味の英語です。

私は昔からレジリエンスという言葉の意味を大切に感じていました。人はそれぞれ必ずレジリエンスという力を持っています。逆境に置かれてつらい経験をしても、レジリエンスがあるので、回復することができますし、トラウマとなった経験を少しずつ抱えやすいものに変えていくことができます。

活動を始めた当初（２００3年頃）、賛同してくれる仲間が少しずつできて、グループを作ろうということになりました。その際にグループ名について話し合いました。その頃日本で「エンパワーメント」（自信を与えること、力づけること）という言葉は知られ、使われていましたが、まだ「レジリエンス」という言葉はほとんど認知されていない状態でした。「発音しにくい」、「ほとんどの人が知らない言葉」という意見がありましたが、同じ意味をずばり言い表す日本語がないこともあり、私は、この「レジリエンス」という言葉を使いたいと強く思いました。

レジリエンスとエンパワーメントという言葉は似ているところがあるように思います。どちらもすてきな言葉ですが、私の感覚ではエンパワーメントには、1つは「自分自身の力」、もう1つは「他から得る力」という2つの意味があるように感じます。

レジリエンスには、前提として「それぞれが持つ力は一人ひとりの中にある」という意味が含まれています。私はこの発想が好きです。被害にあった人は、力がないから被害にあったのではありません。暴力をふるう人がいるから被害にあったのです。被害にあって傷ついても、その人の中にその人らしい力が必ずあります。その力があるからこそ、傷ついた人たちは必死になって生き延びようとします。

自分たち一人ひとりの中にある力、どのような逆境に置かれてもそこから脱出する力、マイナスのものをプラスに変えていく力を改めて感じ、意識できたらいいな、という想いで、「レジリエンス」という名前に決めました。

「☆さん」と「Bさん」という呼び方

レジリエンスでは、被害者、加害者という言葉をできるだけ使わず、被害者、サバイバーの皆さんを敬意をこめて「☆(ほし)さん」と呼んでいます。輝く星、自分らしさなどの輝きを持っている人たちという意味です。被害体験は、虐待やＤＶ、いじめだけでなく、交通事故や震災などの被害も同じです。被害にあいたいと思っている人はいません。被害にあった人に「被害者」というレッテルを貼る必要はありません。

被害というマイナス部分にではなく、その人の持っている様々な力に焦点を当てることが大切です。「自分には力なんて全くない」と言う☆さんたちがいます。私も一時期そう思っていました。そういう時期は自分の持っている力を感じにくい状態なのだと思います。必ずしも「力」という捉え方だけではないかもしれませんが、どのような時でも☆さんたちは必ず力を持っています。被害体験を乗り越えてきた人たち、現在暴力を受けながらも毎日強く生きている人たち、自分らしさを見失わないように日々努力している人たち、いろいろな輝きを持っている人たちは、本来持っているレジリエンスに気づき、自ら輝いていける、と私たちは考えています。ＤＶに限らず、どんな被害者、サバイバーも☆さんです。

加害者のことは、英語の“Batterer”（バタラー）の頭文字をとって「Bさん」と、私たちは呼んでいます。人を傷つける、暴力をふるう人という意味です。

本書では、私自身に加害をした相手を「彼」、それ以外の加害者のことを「Bさん」と表記しています。

マイ・レジリエンス

目次

2章 離れた後の生きづらさ、症状を抱えて

3章 私なりの「回復」

4章　☆さん支援者として

1章　私の経験した暴力

暴力による支配

最初はわからなかった

私の経験はデートＤＶと呼ばれる経験です。相手とは結婚していませんでしたし、一緒に暮らしてもいませんでした。子どもが生まれることもありませんでした。しかし、つき合っていた4年半の間、私は映画やドラマなどでしか観たことがないようなひどい暴力を経験することになりました。

あと１ヵ月ほどで20歳になるというある日、私は彼と出会いました。通っていた大学の同じ学科にいた人でした。見かけは優しそうで穏やかな雰囲気があり、にこにこしている人でした。体格も私とさほど変わらず、大きい人ではありませんでした。

ある日、講義が終わった時に「もしよかったらちょっとお茶をしませんか」と声をかけられ、ＯＫしました。その日が私にとって地獄の日々につながる初日なのだとは思ってもいませんでした。

お茶を一緒にしたのは、たぶん30分ほどだったと思います。「また会いたいので今度は夕食でも」と誘われ、数日後に夕食に行きました。そのころ私は実家に住んでいたので、彼は車で実家まで迎えに来て素敵なレストランに連れていってくれました。食事中、笑顔を絶やさず楽しく会話をして、次回のデートの約束をして帰りました。

つきあい始めてからの数日間の彼はとても優しい人でした。車で迎えに来た際には、わざわざ私が乗る側まで回ってきてドアを開けてくれるような、礼儀正しい人でした。

「彼がひどい暴力をふるう人だということは、最初の頃はわからなかったのですか？」と聞かれることがあります。思い返してみても「全くわからなかった」と言うしかありません。彼は私にとって初めてのボーイフレンドでした。それまでおつきあいをした経験がなく、人とつきあうとはどんなものかがわかりませんでしたし、彼と出会ってからの最初の数日間は暴力の前触れとなるようなこともありませんでした。最初の頃は、いつもにこやかにしていましたし、彼の車の中でかかっていた音楽も静かで穏やかなものばかりでした。清潔感のある恰好をしていて、「好青年」というイメージの人でした。

つきあい始めるときには、Bさんたちは優しく見えるのだと思います。最初から怒鳴りながら拳を振り上げて「つきあいたいんだ！」と言うような人に恋愛感情を抱くことはないでしょう。Bさんたちは、最初は優しく振る舞わなくてはならないという法則を心得ているのではないでしょうか。親密な関係になってから、徐々にパートナーである☆さんを支配していくという手順に移行していくのだと思います。Bさんの☆さんに対するコントロールは出会ったとき、あるいは出会う前の段階から始まっているのです。

私の場合もその点は同じでした。私の場合、非常に短い期間で暴力に切り替わりました。最初の身体的暴力が起きたのは、つきあい始めて間もない頃だと思います。「思います」と書かなければならないのは、この4年半の間の記憶は、通常の記憶とは違って非常におかしくなってしまっているからです。これはトラウマに関連しているので、あとで詳述します。なるべく客観的な記録や事柄から記憶を再構築して説明していきますが、あいまいになる部分があることをご了承ください。

暴力が始まった

最初の身体的暴力はつきあい始めてから間もなく起こりました。頬を平手でぶたれました。何がきっかけだったのかは、全く覚えていません。ただただ茫然とする私を前に、叩いた本人が急に泣き崩れ、「僕自身、何で急にこんなことをしてしまったかわからない。本当に申し訳ない、許してほしい」と謝ってきました。私自身ショック状態にあったにもかかわらず、相手がひたすら泣いて謝るのを見て、相手の気持ちを何とかしてあげなくてはという気持ちにかられ、彼をなぐさめ許しました。

これは今から考えると、多くのBさんと☆さんの間に起きることと似ているように思います。Bさんたちは時々このように、自分のふるった暴力の責任から逃れたり、自分自身が感じる罪悪感をぬぐい去りたいために、まるで自分こそかまってもらう必要があるのだといった行動や主張をすることがあります。一方、相手のことを大切に思っている☆さんたちは、自分自身が傷ついていても、まず相手のことを何とかしてあげなくてはいけないという気持ちにかられ、相手を優先してしまいがちのように思います。若いうちからしっかりと「相手も大切だけれど、自分も大切にしましょう」といったメッセージを伝えていく必要性を感じます。

最初の暴力から数日後、また何かがきっかけとなり急に不機嫌になった彼は、今度は拳で殴ってきました。さすがにこれは不意に起こったことではない、1度目の暴力も意図した暴力だったのだと思った私は抵抗しました。すると彼は私を押さえ込み、絶対に抵抗ができないように体重をかけてきました。私が抵抗すればするほど、相手の暴力がエスカレートし、全く身動きが取れなくなり激しい痛みを伴うような暴力へと変わりました。

倒されて、思いきりのしかかって押さえ込まれ、身動きがとれないままに殴られ続けるのは生まれて初めての経験で、恐怖感と無力感にとらわれました。世の中にはこのように恐ろしい暴力を他の人にふるうことができる人がいるのだということを知りました。そのときの恐怖感は体に深く刻まれたように思います。同時に、抵抗することが、より恐ろしい結果を招くことになると学んだ瞬間でもありました。

相手からの全面的な支配が始まった日でした。

身体的暴力

全てが暴力につながる

私が恐怖感で彼の言うこと全てに従うようになってからは、ささいなことがきっかけで暴力をふるわれました。無理やりこじつけた理由で暴力をふるわれることが多々ありました。「今、笑っただろ!」「さっき男を見ただろ!」「泣くな!」「痛くない!」と、どれだけ言われたことでしょう。

ハイヒールを履くと私のほうが背が高くなってしまうため、ハイヒールは禁止され、洋服も彼の気にいらないものは全て禁止されました。ちょっとでもおしゃれをして出かけようとすると、「売女みたいな恰好しやがって！」「男の気をひこうとしているのか！」と怒鳴られ、「すぐに着替えてこい」と命令されました。次第に私はどんどんみすぼらしい恰好をするようになりました。

何の理由もなく突然暴力が始まり、ボコボコにされることがよくありました。

彼の暴力のふるい方は巧みで、基本的には洋服で隠れるところを殴ったり蹴ったりします。出血するようなことは避けているようでした。彼は潔癖症だったのかもしれません。車の中もアパートの中もいつもチリひとつなく、完璧に整理整頓されていましたので、自分に血がつくことをいやがっていたのかもしれません。ただ時々、ところかまわず殴ったり蹴ったりを始めることがありました。

ある日、迎えに来た彼の車に乗って10分も経たないうちにいきなり拳で顔を殴られました。彼が運転しながら殴ってくるなど思いもよらなかったので、大きなショックを受けました。

頬が見るまに腫れあがりました。彼は車をUターンさせて実家に連れ帰り、家の前で「降りろ！」と命じたので私は降りるしかありませんでした。家を出て数十分しか経っていないのに家に帰され、しかもその時には顔の形が変わってしまうくらいに腫れあがって痛みもひどく、私は泣いていました。泣きながら家に入ることもできないので、車庫の中で痛みが止み泣かないでいられるようになるのを待ちながら、家族に対して疑われないような理由を2、3時間考えていました。両親に心配をかけたくなかったし、弟たち、妹たちも幼かったので、なんとか自分で自分の問題を解決しなくてはと思ったのです。

数時間後、車庫から出て家に入り、笑いながら「今日、車に乗る時にドジしてシートベルトで頬をぶっちゃってね」と話す私がいました。いかにもつまらない出来事だったかのように話していました。その後1人になった途端、大きな悲しみが押し寄せてきました。私のことを本当に大切にしてくれている家族に私はなぜ嘘をついているのだろうと、とてもみじめに感じたことを今でもはっきり覚えています。

車の中で暴力をふるわれることは何回もありました。例えば彼は、助手席のシートベルトだけが壊れているのを知っていながら、車のスピードを上げ、直後にいきなりブレーキを踏み、私をダッシュボードに激突させるということをしました。全身の痛みをこらえる私に、彼は「これでわかったか。自分は親にこういうことをされて育ったんだ。親から『シートベルトをしないと、こういう目にあうんだぞ!』と言われながらやられていたんだ。そのつらさがわかるか!」と、延々と説教をします。激しい痛みを感じながらも、痛みに勝る大きな混乱の渦の中にいる私は、なぜいきなりそういうことをされ、またなぜ彼が自分の経験したつらい出来事を私に同じように味わわせようとするのかが全くわからず、黙ってうなずくしかありませんでした。

ダッシュボードに激突したときの状態は、車の衝突実験のようなものでした。等身大の人形が車の中を飛んで行ったり、バラバラになったりしています。通常、あのようなことは交通事故でしか起こらないと思います。私の経験は「交通事故」ではなく「交通事件」だったと今では思っています。数年前に、ホラー映画の予告編をテレビで観たときに、何かに取りつかれたような目をしたタクシーの運転手が同じようなことをしているシーンが目に入りました。後ろの座席に座っていた女性が前方に投げ出され、フロントガラスにぶつかってガラスが血で真っ赤になっていく、というシーンでした。観た瞬間、自分がおかしくなっていくのがわかりました。「もしかしたら、私もああなっていたということ？」と、その時初めてダッシュボード事件の恐ろしさを感じたように思います。逃げ出して20年近く経ってやっと、事件の恐ろしさや危険に気づけるようになったわけですが、それだけ時間がかかってしまった自分をとても情けなく感じ、悲しくもありました。

彼は私が混乱したり、苦しんだり、怯えるのを見るのが好きだったようで、冬の夜、誰もいない駐車場に車で行き、ギアをバックにしてから思い切りアクセルを踏むことによって車を雪でスリップさせて滑らせるということもしました。他の車の運転が気に食わないと言っては、その車にぶつかるのではないかと思うぐらい近づきながら延々と追いかけまわしたりすることもよくありました。

現在、私は他の☆さんたちの経験について聞くことも多いのですが、Bさんのルールも様々であることに気づきます。私の場合とは反対に、☆さんがきちんと化粧をしなければ逆上するBさんもいます。同じBさんでも日によってルールが違う人も多くいます。

Bさんが暴力に関して☆さんのせいにすることがよくあります。「☆さんが自分を怒らせたから」「我慢の限界だ」といった具合です。しかしどんな理由や理屈を言おうと、それは暴力の本当の理由ではありません。ましてや暴力を正当化するものでは決してありません。Bさんが暴力をふるう本当の理由は、「Bさんが☆さんには暴力をふるってもいいと思っている」からです。

「気に入らないことをした」と言われて暴力をふるわれるだけでなく、全く何も起きていない瞬間でも暴力が発生する生活になると、全てのことが暴力につながるように思えてきます。私は笑うことをやめ、涙を流すこともやめ、痛みも感じないようになりました。痛みを感じないようにすることなどできるのかと疑問に思うかもしれませんが、究極の経験をさせられた場合は、不思議なことですが、通常不可能なことが可能になるようです。私は「解離」することによって痛みを感じなくなりました。

2章で詳しく書きますが、解離は、耐えきれないほどの大きな衝撃やトラウマになることが起きた時に、自分自身を守るために起こります。殴られているのに痛みを感じなかったり、経験していることなのに記憶がなくなったり、自分の意識が自分の身体から抜け、自分に起こっていることを他人事のように見ているように感じたり、といった様々な症状があります。解離をしていたことに気がついたのは逃げ出してから20年近くも経ってからのことで、最近初めていろいろなことに気づきました。自分自身で意識してできることではありませんが、今振り返って考えてみると、解離することによってひどい暴力の毎日を生き延びることができたのだと思います。

生きることをあきらめる感覚

身体的暴力によって、私は普通の生活では経験することのない感覚を味わってきました。「人間、こうやって死んでいくんだなぁ」と思いながら解離していったり、「今日が私の人生最後の日になるんだ」と覚悟しなくてはならなかった日もたくさんあります。「私の遺体はどこに埋められるのだろう」という悩みを年中抱えた状態で過ごしていました。

彼は人が発見できないような小道を知っていたり、他人の所有地に忍び込む方法を知っていました。山奥に連れて行かれるときはいつも「もし私が殺されてしまったら、きっとこういうところに遺体を埋めるんだろうなぁ」とか、「こんなところに埋められてしまったらきっと私の遺体が見つからないだろうなぁ」と、漠然と思っていました。もし半殺しの状態で放置されたら這ってでも助けを求めにいけるようにと、常に神経を尖らせて自分が連れていかれる場所や方向を覚えようとしていました。

あまりにひどい暴力にあっていたので、私はどこかの時点で死ぬ、つまり殺されることを覚悟しました。生きるという希望を手放さなくてはいけなかったのだと思います。説明しにくい感覚ですが、生きようとする希望を持っているほうが苦しかったのだと思います。希望を毎回打ち砕かれるような経験をすると、人は希望を持たないほうがましだと感じ始めるのではないでしょうか。

私は希望を手放し、死ぬ覚悟をしました。でも、死にたくて覚悟しているわけではないので、死ぬことに対する恐怖感は大きく、言葉では言い表せないほど深い悲しみを感じていました。「こんなことで私の人生が終わってしまうなんて」といった悔しさも混じった悲しみです。いくら死ぬことを覚悟して毎日を過ごしているとはいえ、恐怖感と抵抗はあるので、「今日がその日になるのか」と毎日神経を尖らせて過ごしていました。

生きるか死ぬかという経験をした人は残念ながら世の中に多くいます。ですから、そういう意味では私の経験は決して特殊なものではありません。しかし同時に、「生きることを手放す」などといったことを考えずに人生を過ごす人も大勢います。この差は何だろう、なぜ私はこのような思いを何度も何度も経験しなくてはいけなかったのだろうと考えてしまいます。この答えは一生見つからないでしょう。見つからないとわかっていても、求め続けてしまう自分がいます。

暴力によって、生きることをあきらめなくてはならないと覚悟することを何度も経験すると、人は壊れると私は思います。自分自身を見てもそのように思います。生死の境目となるような経験を繰り返すと、のちにどれだけ改善しようとしてもぬぐいきれない恐怖感が残ります。刷り込まれているからです。心の中で死ぬ準備を何度もさせられた人は感覚も変わってしまうと思います。私の場合、生きることをあきらめやすくなったように感じる瞬間もあれば、生きることに異常な執着心やこだわりを持つこともあります。生きることに関する感覚のバランスが取りにくくなってしまったように感じます。

精神的暴力

身体に指1本触れなくても支配できてしまう

つきあい始めたばかりの頃、彼は私が友だちと会うことを不愉快に思ったようで、私が「友だちと会う予定にしてる」と話すと、「なんでそんな奴と会うんだ？　そんな時間があるんだったら、彼氏と会う時間にしようとか思わないのか？」と言われ、だんだん人と会う回数を減らしていってしまいました。

大学のスケジュールについても、私の毎日のスケジュールを彼は把握していて、大学の授業が終わってからすぐに帰った場合に家にたどりつく時刻に合わせて電話を入れてきたりします。もしその電話に間に合わなかったりすると後でひどい暴力にあうので、私は授業が終わったらとにかく飛んで家に帰り、かかってくるかどうかもわからない電話に待機するようになりました。こういった行為は束縛以外の何ものでもありませんが、当時は束縛されているということに気づかず、ただ単に「どうしたら痛い目にあわないですむのか？」ということが私にとっての課題でした。

多くの☆さんたちにとっては、この「どうしたら傷つかなくてすむのか?」「どうしたら恐い思いをしないですむのか?」が最優先課題になります。私の中でもかなり重視していた点ですが、私の場合はどこかで人生に対するあきらめがあり、自分がどれだけがんばっても無駄だという思いがありました。私の相手はサイコパス(反社会性人格障害、後述します)で、異常な行動に歯止めがかからない人だったからです。

ある日、私は自分の部屋でレコードを聞いていたのですが、ふと部屋のドアのところを見ると、いつの間にか家に入ってきていた彼がニヤニヤしながらそこに立っていました。あまりにも驚いて固まっていると、彼はプレーヤーのところへ行き、レコードの針を手のひらで押さえ込み、レコードに埋めて止めてしまいました。

その日までは実家の私の部屋が私にとって唯一安全な場所でしたが、その日私が感じたのは、「私はどこに行ってもこの人から逃れられないし、安全な場所なんかないんだ」ということでした。

彼と出かけても、彼は急に機嫌が悪くなり、外出先で私を置いていこうとしたことがよくありました。ショッピングセンターへ一緒に行った時のことですが、機嫌が悪くなり急に無口になった彼が1人で帰ろうとしたので、置いていかれると帰る手段のない私は、「ちょっと待って」と彼を止めようとしました。その時、彼のジーンズのベルトを通すところに指をかけて止めようとして、指の力でそこが切れてしまいました。その瞬間、私は心臓が止まったように感じました。「やばい！　こんなことをしてしまったら殺されるかも」と思ったのです。

しかしその時は、彼は何も反応しませんでした。多分、ショッピングセンターで周りに人が多かったからだと思います。ただその後に、通りかかった警備員さんを呼び止め、「すみません、この女性、頭がおかしい人です。ストーカーなので連れていってください」と言ったのです。頭の中が真っ白になり、何が起きているのかわからなくなってしまいました。私の常識では全く考えられないことが目の前で展開し、目や耳を疑ってしまいました。その時のことについては、彼が警備員さんにかけた言葉までは記憶に残っていますが、そのあとのことは記憶がありません。記憶がそのように急にぷつんと切れてしまっている出来事は残念ながらこの時だけでなく、4年半の間数えきれないほどありました。

このように放置されることは多々ありましたし、知らないところで車から降ろされることが何度もありました。降ろされる時は車を完全に止めてくれないので、動いている車から突き落とされ、転げ落ちることもありました。

彼は軍の特殊部隊に対するあこがれが強く、特殊部隊の役目などについて得意そうに長々と私に説明したりしました。彼によると、特殊部隊の役目とは、敵に気づかれずに敵の基地に入り込み、殺害をして跡を残さずに去るということでした。彼にとっては見つからずに何かをしでかすことが非常に魅力的だったようです。特殊部隊が使う凶器についての説明も延々と聞かされました。特殊なナイフを使うと、相手を刺すだけでなく、刺した後抜き取る際に相手の内臓を引き裂くことができるといった話などです。そのような話をする時の彼は非常に楽しそうで、話の内容の恐ろしさと彼の表情のギャップがあまりにも大きくて、底知れぬ恐怖を感じていました。

精神的暴力の影響

私は彼がにこやかに穏やかに話すときは、本当に怖くて仕方がありませんでした。そのような態度の後に、必ず恐ろしい展開が待っているからです。しかし、もし彼がにこやかに私に話しかけているところを第三者が見ていたとしたら、その人には私がなぜそれほど脅えるのかがわからなかったと思います。逆に、「あんなに穏やかな人じゃない。あなた、ちょっと神経質過ぎるんじゃない？」と言うかもしれません。

また、直接的な暴力が発生している時間だけでなく、暴力が発生していない時間も強い緊張感や不安を余儀なくされ、四六時中警戒して過ごしていたように思います。そのような生活の中では本当の意味で心身を休められることはなく、ほっとしたり自分らしい自由を感じたりする瞬間はほとんどありませんでした。毎日このように身構えている態勢でいなくてはならないため、疲弊し、うつがひどくなるのは自然なことだったと思います。

Bさんは、☆さんが自分らしさを出したり楽しみや希望を持つと、そこを攻撃することが多いように思います。すると自分らしさや楽しみ、希望を持つこと自体が危ないと感じるようになり、「どうしたら危なくないかな」「これだったら暴力をふるわれないかな」と、自分の考えではなく、Bさんの目を通して世の中を見るようになってしまいます。そして徐々に自分の考えや意見、気持ちなどが自分でもわからなくなってしまいます。

私自身が暴力の傷跡などを隠すために、家族や周囲の人にたくさんの嘘をつかなくてはいけなくなっていたことは非常につらいことでした。彼に対しては恐ろしすぎて嘘はつけませんでしたし、彼は嘘であろうがなかろうが暴力をふるうので、私が自分を守るためにできる手段は表情をなくしてしまうことでした。私のことを思いやってくれる家族や友だちに対しては、心配させないためとはいえ、うまく嘘をつき続け、表情も押し殺して話していました。自分がそんな人間になってしまったことがとても悲しくなりました。

性暴力

向き合うことに一番時間がかかる暴力

身体的暴力と精神的暴力がエスカレートしていく中、性暴力も数えきれないほど経験しました。逃げ出してこれだけの年数が経っても傷つきに向き合っていくことが難しく、一番時間がかかっているのは、やはり性暴力です。

私にとって性暴力は一番認めにくい暴力でした。性暴力が人間の生死に関わる中心（そこがどこなのかははっきりとはわかりませんが）を傷つけてしまうからだと思っています。

私は逃げ出した後の7年間、「身体的暴力、精神的暴力、経済的暴力は経験したけれど、なぜか性暴力だけは経験していなくてラッキーだったのかもしれない」と思っていました。今となっては自分自身の否定の力に驚かされます。7年ほど経ったある日、突然ひとつの性暴力の経験を思い出した途端、芋づる式に他の様々な性暴力の経験を思い出してしまいました。多くの性暴力の経験を思い出すことだけでもショックですが、7年間性暴力は全くなかったと信じ込んでいた自分にショックを受けました。「他に私は何を否定しているのだろう。

今現在思い出せないことで、後々思い出してショックを受けるようなことは他にもあるのだろうか」と考え始め、しばらくの間は非常に落ち込み、うつが悪化しました。

思いだしてみると、語りきれないほどの経験があります。つきあい始めた頃、私は彼に、私自身の宗教（カトリック）の教えに基づいて結婚するまでは性的な関係は持ちたくない、と伝えました。私の意思は全く無視され、つきあい始めてすぐに性暴力が始まりました。私は彼と一緒に暮らしていませんでしたし、結婚もしておらず、今ではデートＤＶといわれる関係でしたが、一緒に暮らしていなくても完璧に支配されていたことが、振り返ると見えてきます。

夜中に私の寝室の窓に小石が投げられると、それは、静かに家を出て彼の車に乗れという合図でした。多くの場合、どこに連れて行かれるのか、何のために呼び出されたのかなど説明してくれませんでした。「どこに行くの？」と聞いても、全く無視され不安が大きくつのり、怯えながらどこかにたどりつくのを待つことしかできませんでした。そうした時に連れて行かれた場所として思い出せるのは、彼のアパートであったり、他人の土地への不法侵入であったり、などです。

妊娠によって暴力が始まる、あるいはエスカレートする

避妊をしてほしいと頼んでも聞き入れられず、彼は「今まで何百人とセックスしたが一度も妊娠させたことがない」と言うだけでした。しかし、つきあい始めて2ヵ月後に私は妊娠しました。妊娠したようだと伝えると彼は無口になりました。無口になるのは何か非常に恐ろしいことが起きるときの前触れとわかってきていたので、ただただ怯えていました。妊娠してしまったことについての大きな不安を抱えていた中での恐怖感でした。

その日の夜、また小石が窓にあたり始め、私は静かに階段を降り、家を出て彼の車に乗りました。無言のまま車が動き始め、知らない場所に連れて行かれ、車から髪の毛を引っ張られて引きずり下ろされました。彼は「誰の子なんだ！ 言え！」と怒鳴りながら、私のお腹をものすごい勢いで蹴り始めました。このような暴力は映画の中でしか観たことがありませんでした。蹴られ続ける中、自分自身がそのような暴力を経験していることが信じられない思いでいました。彼とつきあうまで誰とも性的な関係を持ったことがなかったことは彼自身も知っていたはずなのに、なぜ「誰の子だ！」と言われるのかがわからず、ひどい混乱に陥りました。頭の中でぐるぐるとそういった思いが回っていながら、とにかくお腹を蹴られる

ととても痛いので身を丸めてガードし続けました。たぶん、その時も私は解離したと思います。ふと気づくと彼はいなくなっていて、私は放置されたことに気づきました。その晩、どうやって家に帰ったかはよく覚えていません。

彼の暴力で私がわかったことは、このまま妊娠した状態でいると、殺されるかもしれないということでした。しかし私にとって中絶という選択肢は宗教の教えに反し、ありえないものでした。「ありえない選択肢」と「自分が殺されてしまうかもしれない可能性」を比較し、私は悩み、自分が分裂することにつながるほど苦しんで、決断せざるをえませんでした。

自分の死をつきつけられながら、もうひとつの選択肢を選べる人はなかなかいないように思います。究極の選択をつきつけられることなく生きていられる多くの人にとって、このような選択を迫られ、決断せざるを得なかった☆さんの気持ちを本当の意味で理解することは難しいかもしれません。しかし☆さんの決断を責めるのではなく、理解し共感する努力を支援者や☆さんの周囲の人にお願いしたいと感じています。

翌日、彼に「中絶します」と伝えると、彼は顔色ひとつ変えずに「中絶したいのなら、そうしたら？」と言い放ちました。この言葉は私にとって大きな打撃となりました。まるで私が自ら中絶をしたくて選んでいるように言われたからです。しかし抗議したり、彼の前で泣いたりすれば大変な目にあうので、反論も、その場で泣くこともできず、1人になってから泣きました。悲しくてつらくて悔しくて、涙がとめどなく流れました。

誰にも相談できずに心細く感じていた中で、自分自身と約束しました。後々どのようなことがあろうと、中絶を決めたことについては絶対後悔しないということです。それができないのなら中絶はするべきでないと思ったのです。

クリニックに予約を入れ、必要なことはすべて自分で準備しました。当日、彼がクリニックまで送っていくと言うので、車に乗せられ向かいました。到着すると、運悪くその日は中絶反対のデモが行われていて、車から降ろされた私はデモをしている多くの人から「人殺し！」などといった言葉を浴びせられながら、クリニックに入っていかなくてはなりませんでした。手術が終わり、少し休憩したぐらいの頃に彼は迎えに来ると言っていたのですが、時間になっても姿を表わさず、結局クリニックが閉まる時刻になってしまいました。途方にくれている私に対してクリニックの人たちは心配してくれていましたが、麻酔や痛み止めが効いている状態では歩くことも難しく1人で帰ることはできませんでしたし、私は何があっても家族には中絶のことは言えないと思っていたので、家族に連絡するという選択肢はありませんでした。

約束の時間より数時間遅れて彼はにこやかに笑いながら突然現れました。あまりにもハラハラしていた私は、思わず「なぜちゃんと迎えに来てくれなかったの？」と尋ねてしまいました。彼の表情は一変し、非常に抑えた声で「今日は新学期の初日だろ！　初日の授業を休めとでも言うのかよ！」と言いました。私はただただ涙がこぼれ続けました。私にとってもその日は新学期の初日でしたし、私だって授業を休みたくなかったし、中絶なんて絶対ありえないことなのにと叫びたかったし、自分がみじめで仕方ありませんでした。

お医者さんからしばらくの間は安静にしてセックスはしないように、と言われたことを彼に伝えましたが、彼は「医者に何がわかる！」と吐き捨て、手術の直後からまた毎日のように性暴力が始まりました。

性暴力が原因で病院に行った回数はかなりの数だったと思います。自分の判断ではなかなか行けなかったのですが、彼に命じられて行っていたことが多かったように思います。彼のふるった性暴力によって病院に行かなくてはいけない状態になってしまうにもかかわらず、身体的症状が出始めると彼は気に食わないようで、病院へ行って治療を受けてこいと命じます。かなりひどい状態にならなければ病院に行っていなかったと思うので、少しケガをしていても新たな暴力にあい、症状がどんどん悪化していったのだと今となっては思います。

たぶん彼のように自分の人生を徹底的にコントロールしたい人にとって、予想外の出来事は許せなかったのかもしれません。私が妊娠したことも、きっとその予想外となる部類に入ったのだと思います。中絶した後は、とにかく二度と妊娠しないようにと医者に行かされ、ピルを飲むことを命じられました。

☆さんが妊娠するとBさんからの暴力が始まったり、エスカレートする可能性が上がる、という調査結果は海外でも国内でも出ています。避妊に協力しないことも大きな暴力です。避妊への協力がなければ、女性は妊娠するかもしれません。妊娠したら、DVや暴力がエスカレートする可能性が高くなり、早産、流産、死産につながったり、中絶しなければいけなくなったりします。望んでいない子どもをたくさん産むことになるかもしれません。

しかしどの調査を見ても、☆さんの妊娠によってなぜ暴力が始まったりエスカレートするのかという理由は明確になっていません。「自分（Bさん）が常に注目されていないことが不満」「相手（☆さん）の身体が変わってしまったことが不満」など理由はいくつも挙げられていますが、明確な1つの理由と結びつくような因果関係は見えてきません。私の個人的な考えとしては、Bさんたちは本人にとって「不都合」と感じる状態が発生すると、暴力を用いて☆さんを攻撃するのだと思います。「不都合」と感じる状況がBさんによって様々なので、このような調査では明確な理由として挙がってこないのですが、「Bさんの身勝手さ」が共通点としてあるように思います。

また別の見方として、☆さんが妊娠したり重い病気になったりした場合、離れる、逃げるといった大きな決断をし、それを行動に移すことが難しくなるでしょう。そのことをBさんが感じとった場合、やはり暴力はエスカレートするのではないかと思います。☆さんが身動きが取りにくくなったと感じているのを察知して、暴力をふるっても簡単には逃げないだろうと暴力をエスカレートさせるのです。この状況を逆手にとり、☆さんが逃げられない状況を作り出し、暴力をエスカレートさせるというBさんのパターンも少なくないようです。

私はつきあっていた4年半の間、性暴力を数えきれないほど経験しました。「性暴力」という言葉から、見知らぬ人からのレイプといったことが思い浮かぶかもしれませんが、それだけではありません。結婚している夫婦間や、つきあっている人同士でも、自分が希望していないのに性行為を強制されたら、それは性暴力です。セックスに限らず、性的な要素が含まれた行為でどちらかが嫌だと感じることは全て性暴力です。痴漢やジロジロと見られること、性的な発言をされること、性的な写真などを見せつけられることなども含みます。性暴力を経験しているのは特別な人というわけではなく、多くの人が経験しています。けれども、多くの人がその経験を性暴力だと認識することが難しいというのが現状です。

性暴力は生きる力の根源を傷つける

様々な暴力を経験して思うことのひとつは、性暴力がどれほど深刻で重大な影響をもたらすかということです。あまりにも深い傷つきをもたらす種類の暴力であるため、加害者たちは完璧に誰かを支配しようとするときに性暴力を用いるのだと思います。

ひどい性暴力は人間が持っているアイデンティティや尊厳を破壊し、生きる希望も奪っていきます。希望といっても大きなものだけではなく、「自分は生きていてもいい」といった多くの人が大前提にしていてわざわざ考えることもないようなことや、「明日はこんなことをしようかな」といった「前向きな気持ち」と呼べるようなもの、そうした当たり前のことや小さな希望さえ奪う力があるのです。明日もまた新たな苦しいことが起きると感じる時や、今日と同じように苦しみが続くだけだと感じる時は、未来に対して良い感情を抱くことができなくなります。生きることの意味が感じられなくなると思うのです。生きることがあまりにも多くの苦痛を伴うことになってしまったときに、生きることを手放したくなることがありますし、生きること自体がどうでもよくなってしまうように思います。朝起きて「まだ私は生きてるんだ。寝ている間に死んでいたらよかったのに」と思うことがあります。私は自分のうつが非常に悪化している時には、このような感覚に陥るのがわかります。

性暴力がもたらす被害は、人の奥深くにある生命に関わるところまで影響をもたらすように思います。これは科学的に証明することはできませんし、そもそも生命に関わるところがどこなのかも明確に説明することはできませんが、私はそのように思っています。そうでなければ、性暴力・性虐待を経験した多くの☆さんがなぜ自ら命を絶っていくのかについて説明できないからです。自ら命を絶つのが、そのような暴力や虐待を経験した時期からだいぶ時間が経っているという可能性も高いと思います。それだけ時間があいていると因果関係が見えなくなりますが、性暴力というのはそれほどの長い間苦痛をもたらす暴力なのだと言わざるを得ません。

世の中では身体的暴力が暴力の種類の中では一番危険だと思われがちです。確かに身体的暴力はふるったその時に人を殺すことが可能ですから、ある意味ではそうかもしれません。しかし同時に私は、性暴力がもたらす危険について今の社会が知らな過ぎるとも感じます。性虐待・性暴力を経験した人は、子どもであれ大人であれ、その時点ではどれだけつらくても自ら命を絶つという選択肢を思いつかず、その後もずっと性暴力の大きな悪影響を感じ続ける中で、生きるのがつらく難しくなって死を選択するということがあります。そうした☆さんは決して少なくないと思います。ただし、このようにして亡くなっていく☆さんの数を調べた統計などがないため、社会は性暴力の恐ろしさについて無知のままであり続けているように思います。この状態は変えていかなくてはなりません。

なぜ性暴力が生命を脅かすように思うのか。それは性暴力で経験したことをカウンセリングなどで話して直視しようとすると、生命の危機のような感覚に陥るからです。カウンセラーが安全な人であっても、性暴力の経験を口にするには相当な力が要ります。一旦口にしてしまうと自分がバラバラになって壊れていくような恐怖を感じます。私のイメージでは、性暴力の経験を話す際に、まるで私の口から毒ガスが大量に流れ出ていくような感じがして、自分の中から出てきた猛毒に自分自身がやられてしまうような恐れがあります。それほど毒性が強いものが自分の中にとじこめられていたということです。☆さんは恐ろしいものを抱えながら日々生きることを強いられているのです。

私の中には性暴力によって死んでしまった部分があるように感じます。何度も性暴力を経験することで、その部分は苦しみに耐えかねて腐敗して死んでしまった、というような感覚です。時々、自分を木のようにイメージすることがあります。性暴力という名の猛毒を繰り返し繰り返し根の一部にかけられてしまったので、その時期の年輪が毒の影響を受けて枯れてしまっています。逃げ出した後には暴力という毒を注がれることはなくなり、順調とは言えませんが木全体としては成長し続けています。しかし、枯れきった部分があるということは常にその部分を意識しながら生きていくことであり、失ってしまった部分に対する「グリーフ」（喪失感に伴う深い悲しみなどの感情）を感じ続けることでもあります。

自分の身体でいることが安全ではない

性暴力というのは、自分と自分自身の身体との関係を変えられてしまう暴力です。家に泥棒に入られたりしたら、何を奪われたんだろう、どこまで入って何を見られたんだろう、また狙われるかもしれないと、気味が悪くなり怖くなるでしょう。性暴力は、それが身体に起こります。家であれば引っ越すことができますが、自分の身体からは逃れることができません。嫌なことをたくさんされたその身体がいやでいやでたまらなくなってしまっても、毎日鏡を見たり、お風呂に入るたびに自分の身体と向き合わなければなりません。自分の身体から少しでも離れるために、身体の感覚を切り離したり、身体のことを無視したりすることで、嫌なことをされた場所から遠ざかろうとするのかもしれません。

命の危機につながる傷を負い、その傷つきを自分ひとりで抱え続けた結果、私は、自分の体を含めて「私自身でいること自体が危ない」と感じるようになりました。どこへ行こうと、いつも私の身体の中にいる私は安全ではないのです。頭では、「今私がいる空間、場所は安全だ」とわかっていても、実感できません。逃げ出して25年経って、ようやく少しずつ安全を感じられるようになり始めています。

常に安全を実感できないということは、いつも緊張をしいられている状態だということです。ヨガ教室で、「リラックスして体の力を抜きましょう」と言われて、自分では体の力を抜いているつもりなのに、必ずインストラクターが私に近づいてきて「もっと体の力を抜いてください」と言います。どうすれば力が抜けるのかもわかりませんし、余計緊張してしまったりもします。

ストーカー行為

周囲も巻き込まれていく

ストーカー行為の恐ろしさは経験しないとわかりにくいかもしれませんが、何度もストーカー行為をされると、いつどこにいても見張られているという緊張感が染みついてしまいます。ストーカー行為は世の中で軽視されがちです。単なる待ち伏せだろうとか、ストーカー行為をされたからといってケガをするわけではないとされて、対策が後手後手になっていることもあるようです。しかし、ストーカー行為による傷つきはトラウマとなる可能性が非常に高く、決して軽視できるものではありません。人の精神状態に大きな悪影響を及ぼすことになる類の暴力です。報道される殺人事件でも、殺される前にストーカー行為があったことが後から明らかになることがよくあります。ストーカー行為に潜む危険性を社会がより強く把握することで、こうした事件を防ぐことにつなげられると思います。

私もストーカー行為をされることが非常に多かったので、常にどこからか監視されているのではとびくびくしていました。いつ、どんな所で監視されていたのか、詳しいことについてはわかりません。証拠があるわけではないのになぜストーカーされていたとわかるのだろうと思い返していて、初めて考えがつながったことがあります。当時飼っていたボーという犬のことです。

数年前に家族から聞いて知ったことですが、彼はよく私が留守をしているときに勝手に私の実家に来てはボーを虐待していたそうです。あの頃は犬の状態にまで注意を向ける余裕は私には全くありませんでした。ボーは大型犬でとてもよい番犬だったので、私が彼とつきあい始めた頃は彼の車が私の家の前に来るとかなり吠えていました。いろいろ思い返すうちに今回初めて気づいたのは、ボーが彼の車の音を聞いても吠えなくなっていたということです。きっとかなり虐待されたため、吠えなくなったのだと思います。彼の車で私が夜帰ってくるときにも、ボーは寝ていても急に不自然に緊張したようにすっくと起き上がり、車から目を離さず見ていました。

なぜ彼がボーを虐待してまで吠えないようにしなくてはならなかったのか。考えて気づいたのは、ストーカー行為をするためであり、夜中に私の部屋の窓に近づき小石を投げつけるためであり、不法侵入するためでもあったと思います。犬が吠えると気がつかれてしまうため、まずボーを黙らせることにしたのだと思います。とてもかわいそうなことをしてしまったと、このことを考えるたびに胸が本当に痛みます。

海外にまで及ぶコントロール

彼とつきあい始めるだいぶ前から、私は夏休みに短期の海外留学をすることを決めていました。すでに参加が決まっていたので、つきあい始めたころにその計画について伝えたところ、最初は何も言わず聞いていました。しかし日が経つにつれて、「なぜ留学なんかしなくてはいけないんだ?」「自分を置いていくつもりなんだろ」「男が目当てだろ」など言い始め、それらを口実とした暴力が始まりました。毎回泣きながら「そのようなことではないし、ずっと前から決まっていた」と説明するのですが、私の説明は全く聞こえないようでした。

実際に発つ日まで暴力の頻度は増えていきましたが、航空券などすべて手配済みでしたし、キャンセルするとなれば親や学校にも説明しなくてはいけなくなるので、キャンセルはできないと訴え続けました。発つ前の日になると、彼の態度が豹変し、「それほど行きたいのなら行ってきたらいい」と言われました。言葉だけとらえると嬉しい言葉に思えますが、私には何か恐ろしいことを言われたときのような感覚がありました。

翌日、彼は私を地元の空港まで穏やかに見送りました。私は違和感を感じながらも飛行機に乗って乗り継ぎのための空港まで飛び、次のフライトを待っていました。すると突然彼が現れたのです。その時の彼の表情は歪んでいて、いつもの恐ろしいことをする時の目つきになっていました。彼は、驚いて動けなくなっている私に近寄ると、「あれだけ行くなと言ったのに勝手なことをしやがって」といったセリフから始まり、多くの人々が行き来する空港のロビーで怒鳴り始めました。私が説得しようとしても全く耳を貸さず、しまいにはエスカレーターの上から自分の財布と腕時計を階下めがけて投げ捨て、「あの飛行機に乗ったら自殺してやる。どうせ死ぬのだからこんなもの、もういらない！」とわめき散らしたのです。今でも、彼がいつも大切にしていたおじいさんからもらった腕時計が木端微塵になったシーンを思い出します。それだけ大切にしていたものを壊したので、私は彼が本当に自殺してしまうと思い、また、大勢の人たちに囲まれ見られている恥ずかしさもあり、ただただ泣き崩れていました。

その後のいきさつははっきりと記憶していませんが、なんとか彼が落ち着き「自殺はしないし、帰りを待つ」と言ったので飛行機に乗りました。しかし、その後の1ヵ月の留学は地獄でした。時差がある海外に来ていて、ホームステイをしているのにもかかわらず、毎日電話が何十回もかかります。昼間も夜中も電話がかかってきて、電話越しに恐ろしい暴言や罵倒が続くのです。私が耐えかねて電話を切ると、かかってくる頻度は上がります。電話越しに泣いて謝っているうちに片方のコンタクトレンズが落ちてしまい、不自由したことも記憶しています。ホームステイ先の家族にも大変迷惑をかけました。電話以外にも毎日手紙が何通も届きますし、私からも毎日手紙を書くことを命令されていました。前もってもらってい た大学でのスケジュールを彼に伝えてあったので、それ以外の時間は家に戻り電話を待機しなくてはならず、授業以外はどこにも行けない毎日が続きました。

安全感を根こそぎ奪われる

自分の身体が安全ではない、自分がどこへ行こうが彼は追ってくることができる、自分が何をしようと彼は時間も場所もかまわず恐ろしいことを仕掛けてくる、といった経験を数えきれないぐらい経験した私は、彼が自分のそばにいなくてもいつも恐怖におののいていました。そして、1日でも長く生きられるようにと思いながら暮らしていました。

後年、2009年に参加した米国でのファミリー・バイオレンスのカンファレンスで、「身体的暴力・性暴力・ストーカー行為の組み合わせは非常に危険なタイプの加害者であることを表している」（Ann Munch, J.D.）と学び、はっとしました。やはり私の相手は非常に危険なタイプだったのだと感じた瞬間でした。こうした感覚は、ランディ・バンクロフトさんの本（"Why Does He Do That?"『DV・虐待加害者の実体を知る』明石書店）を読んだときに感じたのと同じものでした。私の話を聞いた人は「本当によく生き延びたね」と言ってくれますので、彼は明らかに危険なのだと思います。不思議なことに、私を含めて多くの☆さんは自分の経験となると過小評価したり否定したりしてしまいがちです。そのために、本当のひどさを感じ取ることが難しいのだと思います。

完璧にパートナーを支配したいタイプのBさんはこの3つの暴力の組合わせを用いることで、自分が☆さんのそばにいなくても、☆さんが常にBさんに監視されていると感じる状態にします。☆さんは身体の内側も外側も非常に傷つき、どこにいようとその環境や自分の身体自体を安全だとは感じられなくなります。どこに行っても、何をしてもしなくても、暴力にあうことにつながるからです。このやり方はDVに限ったことではなく、国民を完璧に支配している独裁者の手段でもあります。常にBさんに従わなくてはならず、四六時中監視されている中で行動せざるを得ず、少しでもBさんの考えに背くようなことがあれば恐ろしい罰を受けることを覚悟しなくてはならないとなれば、多くの人は無力感を感じ、ひたすらに自分の身を守ることで精いっぱいになるように思います。

完璧に支配された4年半がその後の私の人生にもたらした影響の大きさは計り知れません。暴力を経験していない多くの人は、「なぜそんなにひどい暴力にあっているのに別れないの？」と疑問を持ちます。それは、完璧に支配されるということの恐ろしさを知らないから言えることです。人間は想像したこともないような残虐な目にあうと、逃げることなど考えなくなります。逃げても無駄だと感じたり、逃げようとして見つかってしまうことを想像すると恐ろしすぎて、その選択肢を打ち消してしまいます。絶望感を感じているのかもしれません。

しかし、1人で逃げるのは難しいかもしれませんが、DVや虐待のことをきちんと把握している人たちのサポートを得て離れることは可能であることを忘れないでください。

サイコパスについて

サイコパスは、「反社会性人格障害」という言葉で表されることもあります。ここで書くのは、医学的な診断ではなく、私の経験や様々な書籍などから得た知識に当てはめて感じた私なりの解釈、ということをご了承ください。

私の相手は完全にサイコパスでした。しかし、DVのBさんたちの中で本当にサイコパスの人は比率的には少ないので、レジリエンスの講演などでは、少数である私のような経験についてはとくにふれていません。

サイコパスの特徴として、まず良心や共感が完全に欠如していて罪悪感が全くないということが挙げられます。他人に対して偽り騙し、人を操ることに執着があり、異常に冷淡です。ここまでの説明は多くのBさんに当てはまるように思えるかもしれません。しかし、サイコパスの場合はこれらの特徴が異常なレベルに達していることがポイントです。

たいがいのBさんは家の中ではこのような特徴を見せても、外や勤め先では別人のように常識人の状態でいることができます。サイコパスの場合は特定の人だけに危害を加えるのではなく、関わりがある人たち全員がターゲットになりえます。サイコパスのBさんはパートナーや子どもだけに暴力をふるうのではなく、店員や職場の人、目の前を走っている車のドライバーなど様々な人を傷つけるのです。犯罪歴のあるサイコパスも多くいますが、捕まらないままごく普通に生活をしているサイコパスも大勢います。

サイコパスの自己評価は異常に高いため、社会のルールや法律は自分には当てはまらないと解釈し、自分で勝手に都合のいいルールを作ります。自分の行動によって人が傷ついたことを知っても、「それはそいつがバカだからだ」などと冷淡に嘲るような発言をします。自分の行動によって人が被害を受けたことに良心の呵責を感じないばかりか、快感や満足感を得る人が多いのも特徴で、そのような刺激を求め続けるために加害行為をする人も多くいます。ひどい暴力をふるった直後でも平然としていられるのもサイコパスの特徴です。

彼も、私以外にも多くの人に危害を加えていました。罪を犯しているのに見つからないでいることや、人の苦しみ、異常なことを楽しむようなところがありました。彼が店からコンピュータを盗んだ時には、前もって何度もその店に通い、店員と顔見知りになり相手を油断させ、盗むコンピュータのサイズを前もって計り、そのコンピュータが入るピッタリの大きさのブリーフケースを安く手に入れる、などなど、入念な犯罪計画をしていたことを聞かされました。以前同僚と喧嘩した際に凶器を突き付けられて命を脅かされた時の話を笑いながらしたり、不良品とわかっている物を人に売りつけた後で、まるで勝ち誇ったように喜んだり、スカイダイビングをしていた知り合いの愛犬が誤って一緒に飛行機から飛び降りてしまい死んでしまったという話をして笑い転げる、といった恐ろしい話は数えきれません。

私はそのような話を何度も聞かされ、話だけでも恐ろしくて耳をふさぎたくなりました。しかし当然そのような反応は許されることではなく、ただ黙って無表情に聞くことしかできませんでした。

大多数のDVのBさんは、ここまで異常な行動や感情を示していないように思います。しかし、サイコパスは親密な関係でもかなりの確率でBさんになること、1人のBさんによる被害者は複数にのぼることを考え合わせると、サイコパスの暴力にあっている☆さんは私が思っているより多いのかもしれません。

レジリエンスでDVの講演をおこなう際にはサイコパスではないタイプのBさんの話をしています。理由はやはりサイコパスではないBさんのほうが圧倒的に多く、私の経験を話しても共感しにくい☆さんが多いと思うからです。また、世の中ではどうしてもDVの加害者のイメージとして、私の相手のような凶暴で殺人事件を起こすような人のイメージがあると思いますが、そうでないDVのほうがはるかに多いので、私の経験したタイプばかりがDVと思われてしまうのも困るからです。もちろん、同じような経験をしている☆さんたちは残念ながら多くいます。しかし、これ以上メディアなどで植えつけられがちな凶暴なタイプの加害者像を強化しないためにも、講演では私の経験は控えめにしています。

その反面、逃げ出して25年ほどの月日が経ち、これだけ自分を直視するハードなワークを続けていても、PTSDなどの症状が残っている状態についての悔しさとフラストレーションがかなりあります。他の☆さんと比較しても意味がないと講演では言い続けていますが、どうしても、「なぜあの人はもうPTSDの症状がなくなっているんだろう」「なぜあの☆さんはBさんに言い返せるのだろう」「なぜ逃げ出して数年であれだけ楽しむことができるんだろう」と、他の☆さんが羨ましくてならない瞬間がいまもたくさんあります。こういった感情を感じているときに、ほぼ同時に「なぜ私はこれだけまだＰＴＳＤで悩まされているのだろう」「なぜ私は想像の中でも彼に反論することができないのだろう」「なぜ私はいまだに人生を楽しめないのだろう」と、自分を批判し始める癖もなくなっていません。

数年前まで時々ＤＶのピアサポートグループに参加したことがありました。そういう場で私の経験を話すと、他の☆さんから「私は殴られてもいませんし、私の経験はさちさんの経験ほどひどくないので話すのを止めました」と言われたり、「さちさんの話、怖かったです」と言われたりして驚いたことがあります。もともとグループで話すのは苦手なのですが、私が話したことによって他の☆さんが話しにくくなってしまっていると思うと、ピアサポートグループでは話しづらくなってしまい、行かなくなってしまいました。逆に、数年前にある犯罪被害者の団体の方々とお話をしたときには、話しやすいと感じました。多分生死について語っても違和感を感じる人がいないからだと思います。

サイコパスのことをいろいろ調べているうちに、サイコパスの被害にあった人たちのための団体がアメリカにあることを知りました。その団体の情報の中に、場合によってはサイコパスが死んでもその支配から抜けられない場合があるとあり、驚きました。しかし、考えてみるとそれはあまり不思議なことではないかもしれません。私は25年以上彼とは会っていませんが、いまだに彼から植えつけられた恐怖感から逃れられていません。私の記憶に恐怖感がまるで永久に刻み込まれているかのようで、私の血の中にまで浸み込んで毎日体の中を回っているように感じます。彼のことについて初めて「ひどい奴だ！」と言えたのはほんの数年前のことでした。カウンセリングの中での出来事でしたが、その言葉を実際に口にするには大きな抵抗があり、言った瞬間、恐ろしい恐怖感と罪悪感を感じたのを覚えています。言葉にした瞬間に「殺される！」と感じてしまうのです。今の私の願いは、私の人生が終わるときまでに少しでもこの支配の影響を軽減できるようになればということです。

Bさんがサイコパスであるかないかで経験自体を比べることはできませんし、そこがポイントでもありません。今回この本を書くにあたって私の経験を細かく書くことになり、なぜ私がいまなおこれだけいろいろな問題を抱えているのかという点を説明するには、相手のことを通常よりきちんと説明をする必要があると考えました。

逃げるまでの半年間

逃げる、私の一歩

彼とつきあっていた4年半のうち、最初の頃の身体的暴力はひどいものでしたが、2年目あたりから2年ぐらいの間は身体的暴力が減っていったように感じていました（ただし、私のその頃の記憶はぐしゃぐしゃな状態になっていますから、断言することはできません。もしかしたら私の解離の回数が多くなり、相手からの暴力を記憶していないのかもしれません）。この変化について私は密かに望みを抱いていて、「少しずつかもしれないけれど、このように彼は暴力をふるわないで、人を信じられるような人に変わっていくはず。そのためには私がずっとそばにいて彼をサポートしてあげなくては」と思っていたように思います。

言葉の暴力は減っていませんでした。毎日のように「お前みたいなバカな奴は見たことがない」「お前みたいなのと一緒にいてくれる奴は他にはいない」「1人で生きていけるわけがない」などと言われ続けていたため、自尊心がズタズタにされ、彼と別れることが非常に恐ろしいことに思えていました。このような恐怖に気づかないように、見ないようにし、「彼と一緒にいてあげなくては」という理由に置き換えてしまったのかもしれません。

DVの場合、☆さんがBさんから離れない状態でいると、「そんなに大変な思いをしているのになぜ家を出ないの？」「なぜ離婚しないのか？」と責められることがよくあります。☆さんがBさんの元を離れない、離れられない理由は様々で、いろいろな要素が複雑に絡んでいます。その一つは、☆さんの自尊心がズタズタにされてしまっているということです。

暴力によって☆さんがもともと持っていた自尊心は傷つけられていきます。Bさんの一つひとつの暴言や蔑みの言葉は、☆さんの傷ついている心にどんどん重石を積み重ねていくようなものだと私はイメージしています。重石をどんどん積み重ねられながら、自尊心を良い状態で保つことは極めて困難です。毎日何度も「バカ」「お前は何もできない」と言われ続けると、不思議なことに自分がバカで、何もできない人間だと思い込んでしまうのです。私自身、最初の頃は「バカ」と言われて反論できなくても「私はバカではない」という気持ちを持っていたのですが、あまりにも非現実的な出来事が起き続け、罵倒が続くと、段々と混乱がひどくなり結果的には自分がバカで何もできないように思えて、自信をなくしてしまいました。

大学3年生の時、インターンシップの単位を取るために、大学から派遣されて職場で数ヵ月間働く必要がありました。この制度についてはもちろん彼にきちんと説明していました。

職場に行った初日に突然彼は現れ、狂ったようにわめき始め、驚きと恐怖でかたまっている私を引きずり出そうとしました。この出来事についても、彼がわめき始めたところぐらいまでは記憶があるのですがその後の記憶はなく、どうなったかは覚えていません。彼をなだめるために職場から一緒に出たあと、直後にひどい身体的暴力があったような気がします。

この出来事で私が学んだことは、「私は社会に出てはいけないのだ」ということです。社会には他の男性がいる。他の男性がいるところに私は行ってはいけないのだ。その職場から大学に、私のような学生は来てもらっては困るという連絡があったようです。大学の担当部門は慌てて私に女性のみの職場を新たに探してくれました。しかし、女性のみの職場となったにもかかわらず、毎回通い方について彼から「今日はバスに乗って行け」「今日は自分の車に乗れ」など指示があり、そのとおりにするしかありませんでした。バスに乗れ、と言われて乗っても、そのバスの後ろを彼が車でつけていることに気づいたときには「私はどこに行っても監視されている」「逃げられるわけがない」と感じ、大きなショックを受けました。

インターンシップが終わって単位がほぼそろいかけた頃の私の新たな悩みは「どのようにしたら卒業しないですむか」という課題でした。卒業してしまうと社会に出て働かなくてはいけません。彼は決して一緒に暮らしたがってはいませんでした。多分、潔癖症のようなところがあったのと、彼自身の自由な時間を手放したくなかったのだと思います。そうなると、私は自分で生活していくためにも、やむを得ず働きに出なくてはいけなくなるわけですが、男性がいない職場を見つけられる自信はなく、どのようにしたら卒業せず大学にとどまることができるかを考えるようになりました。

たどり着いた案は、わざと最後の1、2単位を残して、もう1年通い続けるというものでした。受けるべき科目はほぼ全て受けていましたので、その1年はアートの授業ばかり取っていました。中でも油絵のクラスは私にとって癒しとなりました。絵を描いている間は現実の世界から離れ、没頭することができたからです。しかし、その1年も終わりに近づくと新しい案が必要となり、今度は大学院に行くことを思いつきました。

こういった思考パターンは☆さんにはよくあることだと思います。自分の計画や希望などを優先することが恐ろしいことにつながってしまうことを何度も経験しているので、とにかくどのようにしたら一番安全を確保できるか、今この場を安全にやり過ごすことができるかということが最優先になってしまうのです。周囲の人からみると不思議な思考回路に思えることでも、支配されることによって人は通常であれば取らない行動を取らざるを得ないと感じるようになることがあります。

私はとくに大学院に行きたかったわけではないので、大学で通っていた学部の延長にある勉強をしようと、試験を受けた上で申請して入学しました。大学院1年目のある授業に参加していたところ、先生から「あなたは法律を勉強して弁護士になってみたらいいのでは？」と言われました。考えたこともなかった案でしたし、弁護士になりたいとは全く思っていなかったのですが、彼に何とはなしに話したところ彼の表情が急に変わり、「じゃあ、法科大学院に行け」と言われてしまいました。今思えば彼は、私が弁護士になれば多くの収入を得ることができるようになり、その収入を巻き上げられると考えたのだと思います。それまでにも彼は私に学生ローンを申請させ、受け取った額を全部巻き上げていました。私は何気なく話したことから大変なことになってしまったと大きなショックを受け、泣きたくなってしまいましたが、泣いたり、笑ったり、怒ったりするととても痛い目にあうことはよく知っていたので、涙をこらえうなずくしかありませんでした。

せっかく入った大学院を辞め、法科大学院に移らなくてはいけないわけですが、どこにそのような学校があるのか、入るためにどのような試験が必要なのかもわからず、途方にくれながら1人で調べざるを得ませんでした。実家から通える法科大学院はひとつしかないことを知り、必死になって試験勉強をし、幸いその法科大学院に受かりました。なぜ自分自身が行きたくもない学校に通うのかなどと考える猶予も自分に与えず、がむしゃらにがんばったと思います。

半年以上かけてやっと入った法科大学院では、新しい友だちもできて少し彼から監視されない時間が増えました。彼はその学校に近寄ることをなぜか避けていたからです。しかし、私に新しい友だちができ始めていることに気づくと彼の機嫌は悪化していき、通い始めて1、2ヵ月経ったある日、彼は突然「あの学校に行くのを辞めろ」と命令してきました。

変わっていったのは彼ではなく私だった

私はそれまでほぼ4年間、彼の言いなりになっていて一切反論もせず表情すら出さない状態になっていましたが、せっかく得た少しの自由な時間を手放したくありませんでした。また、学校を辞めたらどうなるかが想像できず、恐ろしさを感じ始めました。2つ目の大学院だったため、今度また辞めるとなると親への説明がつかなくなり、どうしてよいかわからなくなってしまい、彼に小声で「辞めたくないです」と伝えました。

すると、途端に悪夢のような恐ろしい身体的暴力の日々がよみがえりました。そこではっと気づいたことは、今まで私は彼の暴力が徐々に減っていたように思っていたけれど、それは彼が変化していたからではなく、私のほうが変化しただけだったということでした。彼の暴力が一瞬にして最初の頃のようにひどくなるというのは、何も変わっていなかったことの表われですし、彼の暴力は絶えずあり、その中で生き延びるために彼の言うとおりに行動し、彼の顔色や機嫌を伺い、暴力のきっかけになるようなことは全て辞め、彼に合わせて一生懸命自分を変えて生きてきたのは私のほうだったということです。この発見は大きなショックでした。彼自身が何も変わっていないということは、これから先も変わらないだろうという認識につながっていきました。

彼が全く変わっていないことに気づいて、これ以上つきあい続けても恐怖の毎日が繰り返されるだけだとわかった瞬間、私は生きることや未来に希望を持つことをさらに見失ったように思います。彼からずっと「お前のような奴と一緒にいてくれるのは自分だけだ」「お前のようなバカがどうやって1人で生きていけるというのだ！」と言われ続けていたこともあり、「彼と別れたら、私は一生独りで過ごさなくてはいけないのだ」と思いこんでいました。「私のように身体的にも精神的にも問題を抱えた人は不良品のようなものだ、不良品人間として独りぼっちで生きていくしかない」と、独りになることに大きな不安と孤独を感じていたのを覚えています。

支えになった友だちの言葉

記憶には残っていないのですが、実際に逃げ出す半年ほど前に、どうやら法科大学院で新しくできた友人の1人に、私の状況について少し話したようです。つい最近、その友人と話す機会があり当時のことをいろいろと聞いてみたところ、それまでそのような暴力について聞いたことがなかったし、すごくショックだったと話してくれました。その友人は、私が初めて打ち明けたときに、「いつかあなたが人生を変えようと思う時がきたら、できるだけのことをして手伝うからね」と言ってくれました。経緯についての記憶は全くないのですが、この言葉は鮮明に覚えています。その後半年間、何度も彼から離れようと試みるたびに、「もし世の中で誰も私のことを理解してくれなかったとしても、この友人だけは私のことを理解しようとしてくれるだろう」とこの言葉をお守りのように大切にし、唯一の味方のように感じていました。

最後の半年間、何度も別れようと思い、別れさせてくださいと彼に伝えるのですが、そのたびに恐ろしい目にあいました。ひどい身体的暴力にあうこともあれば「殺してやる！」「お前の家族をひどい目にあわせてやる」「自殺してやる！」といった類の脅しもありました。

また私自身、彼と別れようとして数日彼と会わない日々が続くと、突然過呼吸やパニック発作を起こし、「やっぱりあの人が言うとおり、私は1人では生きていけない」という発想で頭がいっぱいになり、戻ったこともありました。回数は数えていませんが、多分十数回、離れたり戻ったりを繰り返していたと思います。

別れるときにも許可を得ようとがんばる

別れたいと思い始めた時に、私は何とかして彼の理解を得て、許可を得てからでなければ別れられないと思いこんでいました。現在ＤＶ被害者の支援活動をしていて、☆さんがこうした発想をしてしまいがちだと、様々な例を通して改めて感じます。

健全な関係性であれば、片方が別れたいと思った際、別れを切り出すことに大きな恐怖を感じたり、相手の許可がなければ別れられないとは思わないでしょう。「もう会わない、連絡をしない」と自分が決めることで距離を取り、相手が納得するかしないかは相手の問題だと境界線を引くことができるのではないでしょうか。

ＤＶの場合、☆さんはＢさんの支配下に置かれているので、別れたいという希望がＢさんの気に障ったらどうしようという大きな不安や恐怖を感じます。別れる気などさらさらないBさんからの暴力がエスカレートしても、Bさんが納得するまでお願いをしてなんとかBさんの許可を取り付けようととどまってしまうことがあるように思います。☆さんの気持ちを尊重して別れてくれるような人であれば、そもそもBさんではないはずですし、許可を得ようとして得られるものでは決してないのですが、誰かに支配され繰り返し痛めつけられる経験をしてしまうと、自分を支配している人の許可を得なければ行動がとれなくなってしまうのです。誰にでもあるべき権利や自由を奪われ、完全に相手の支配下にいた人間としての発想だったことが今となってはよくわかります。その頃の自分をとても痛々しく感じます。

最終的に別れることになった日も、彼の車の中にいるときに「やっぱり別れたい」と伝えました。その時はあっさりと「じゃあ、どうぞ」と言われ、家まで送られました。あまりにもあっさりとしすぎていたので、その後恐ろしいことが待っているということは、今までの経験上知っていました。家に帰った後も落ち着かず、今回はどのような形でやられるのだろうとびくびくはらはらしていました。案の定、数十分後に電話がかかってきて「今すぐここに来ないと……」と、電話を切られました。話の途中でそのように切られてしまうと、どうしても最悪のことをイメージしてしまいます。私は恐ろしさを感じながら慌てて車を運転して、彼の住む場所まで行きました。

逃げることを決断した時

到着して彼の家に入ると、彼は既に逆上していて大声で怒鳴り始めました。そして私のハンドバッグの中にあるアドレス帳を出せ、アドレス帳に載っている全ての人に連絡し、私が人に知られたくないと思っていることを全部言ってやる、妊娠したこと、中絶したことをバラしてやると脅されました。私はアドレス帳を渡したくなかったので、必死になってハンドバッグを取られないように抵抗しました。ハンドバッグのストラップの部分に腕を通し、取られないように引っ張り返しました。翌日、腕にストラップのあとがあざになって腕にいつも残っていたほどです。私がバッグを手放さないことにさらに逆上した彼は、ありとあらゆることについて罵り始めました。その中で、彼は以前飼っていた子ネコたちについて、「子ネコらがどうなったのか知ってるか？　子ネコは全部壁に投げつけて殺してやった！」と叫びました。罪悪感も良心の咎めもなく、まるで「しょうがないだろ」といった態度で、そういった行動をとることに快感を味わっていることさえ伝わってきました。

その瞬間何かが私の中で変わりました。その一瞬が引き返せないところまで私の気持ちを押したのだと思います。彼は私の知る限り3度ほど子ネコを飼おうとしていましたが、毎回子ネコたちはいなくなっていました。その都度私が「子ネコはどうしたの？」と聞くと「病気になって死んだ」などと彼は言っていました。そもそも彼が子ネコを飼っていたのは、幼い子どもに性虐待をするために近づくのが目的でした。実際に「子ネコを見たい？」と子どもたちに声をかけていたことが、逃げ出した後に発覚しました。私自身がひどいうつやＰＴＳＤの状態でなく冷静でいられていたなら、何匹も死んでしまうのはおかしいと気づけたのではないかと思い、大きな罪悪感が今も私の中にあります。性虐待を経験しなくてはならなかった子どもたち、おとりとしての存在でとても短い命となってしまった子ネコたち……。今、こうして文章にすると押しつぶされそうな大きな痛みを感じます。

その頃の私には私自身を救う力はありませんでした。私は自分の人生については、もう手放さなくてはならないと覚悟し、かなり前にあきらめてしまっていたからです。感覚は麻痺しており、自分には価値なんて全くないとしか思えていなかったと思います。ひどいことをされてもそれがひどいことだとは認識できませんでした。しかし、他の人がひどいことをされているとなると、それはきちんと「ひどい」と認識できました。多くの☆さんが経験することだと思いますが、トラウマを経験すると不思議なダブル・スタンダードが☆さんの中にでき、自分が経験している暴力のひどさはわからなくなるけれど、他の☆さんの経験には共感できたりひどさを感じ取ることができたりするように思います。私の場合、私自身のことはあきらめていても、将来の子どものことを考えることはできました。「この人とこれからもずっと一緒にいたらいつか子どもが生まれるかもしれない。この人はその子どもたちを絶対に殺してしまうだろう」と子どもに焦点を当て、「その未来の子どもを救うために、今の私は逃げなくてはならない」と決意できた結果、逃げるという行動を取ることができたのだと思います。

後々、私は最後まで自分のことを思い自分のために逃げ出すことができなかったのだなと悔やんだこともありました。今は、まだ生まれてもいない子どものことをかばい守らなくてはと思ったことに驚きます。そんな力が残っていたということが不思議に思えるからです。

彼の家を飛び出し、自分の車に逃げて家に帰ろうとしましたが、彼のほうが先に私の車にたどりついてしまい、どうしても私が車に近付けないようにするので、私は仕方なく走って近くにあったレストランに駆け込みました。レストラン内にあった公衆電話から、まず、半年前に希望を持たせてくれた友人に電話しました。すると友人はすぐに私を迎えに来てくれると言ってくれました。しかし、もし彼が嫌っている学校の友人が私を迎えに来るのを見たら、と想像すると、友人の命の危険を感じました。「危なすぎるから迎えに来ないでほしい」と頼んだところ、友人は「じゃあ、一旦この電話を切って、親に電話を入れて迎えに来てもらったほうがいいと思う。親との電話が終わったらまた自分に電話かけてきて、迎えが来るまでずっと電話で話しているように」と言ってくれました。

親に電話をして「今大変なことが起きているから、とにかくまず迎えに来てほしい」と話すには勇気が要りました。親を悲しませない、傷つけない、がっかりさせないという思いが強く、私の中で優先順位が高かったからだと思います。電話では私が泣いてばかりいて他に何も言えない状態だったので、親も深刻さを察知し、すぐに迎えに来てくれました。待っている間また友人に電話をし、ずっと話していてもらったことで、ある程度落ち着きを取り戻すことができたように思います。

親の車に乗って家に戻った後も、私はただただ泣き続けるだけで何も言葉で説明できなかったように記憶しています。親がどのような質問をしようと答えられず、唯一繰り返して言っていたことは、「ここは危ない。ここにいたら見つかってしまう。とにかく家を出なくては」といったようなことでした。私があまりにも「危ない」と繰り返すので親も危険を感じ、私のためにホテルを探し、連れて行ってくれました。また急遽翌日の飛行機の切符も買い、かなり離れた土地にいる親戚の家に私はしばらく行くことになりました。

翌朝、親に空港へ連れていってもらうのは非常に危険だと感じました。彼は今まで何度もストーカー行為をしてきた人なので、どこから見ているかわからないからです。その時の記憶は曖昧で覚えていないことも多いのですが、結局学校の仲間の1人が私を空港まで送ると言ってくれました。当日、早朝にホテルまで迎えにきてくれた友だちは寝起きで眠そうな顔をしながらも、チョコレートなどが入った袋を手にして待っていてくれました。それがとても嬉しかったことを今でもはっきりと覚えています。

いくら親戚とはいえ、普段からつきあいがそれほどあるわけではない人の家にいきなりお邪魔することになり、とても迷惑をかけたと今となっては思います。4ヵ月間隠れている間に3軒の家で少しずつ滞在させてもらいました。1人の叔母は、私の話を親身になって聞いてくれて、「どんなに悪い体験でも、必ず良いことが生まれてくる」と何度も言ってくれました。

その時の私の精神状態は、まるで皮膚がなくなってしまい、軽く風が吹いても激痛に感じるかのような状態だったため、私のことを思ってくれている言葉だということは頭ではわかっているのですが、心が受け入れられませんでした。一生懸命にかけてくれる言葉が神経に触れたり、怒りを感じたり、「どうせ誰にもわかるわけがない」と感じてしまっていました。同時に、一生懸命接してくれる人に対して腹を立ててしまう自分自身のことも「人の好意も素直に受け取れないひねくれた、嫌な人間になってしまった」と感じ、自己嫌悪や罪悪感を感じていました。

今思えば、その頃はそういった時期だったのだと思います。多くの☆さんにとっても、そういう時期があるかもしれません。たとえ自分のことを大切に思う言葉をかけられたとしても、刺激が強すぎて痛みと感じてしまい、過剰に反応してしまうことがあるのだと知っておくことで、人に対して怒りをぶつけて孤立してしまったり、延々と自分を責めたりということが避けられるかもしれません。

当時の私は「良いことなんてあるわけがない」と思いながら聞いていましたが、実際は、自分の芯に近いところにはその声が届いていて、「良いことにつながるかもしれないんだ」と若干希望を持つことができたのかもしれない、と今は思います。

生きているのか死んでいるのかわからない感覚

その4カ月間は精神的にかなり不安定でした。特に最初の数週間は、朝自分が起きたことはわかるのですが、起きている間に自分が生きているのか死んでいるのかがわからなくなってしまうのです。確認するためにとにかく何かを食べ続けました。大量に食べ続けると胃が重くなって下がるので、その都度「私まだ生きているんだ」と思ったのを覚えています。この感覚は、平和に過ごしてきた人には理解しにくいことだと思いますし、私自身、今この感覚を再現することはできませんが、その頃は生きているという感覚がなくなってしまっていたのです。

結果として数週間で体重が20キロほど増えました。私の場合は過食症という形で症状が出ましたが、人によっては拒食症になったりと、様々な症状があると思います。摂食障害の他にも、睡眠障害で寝られなくなる人もいれば、寝たら起きられなくなる人もいます。腰痛やめまい、耳鳴り、頭痛、腹痛など原因不明の痛みが生じる場合もあります。身体に症状が出ているのに病院に行って原因が見当たらない場合は、心が非常に傷ついている可能性があるかもしれません。心が深く傷ついてしまったときに身体が代理となって「心が大変な状態になっている」ということを知らせる役目をはたしているように思います。

4ヵ月の間、彼が出てくる悪夢を2、3日に1度は見ていました。毎回同じようなテーマで、場面や設定は違ってもいつも私が逃げられない状態に置かれていたり、追い詰められ恐怖感で固まっているといった内容です。悪夢を見ると眠った気がしませんし、ひどく疲れてしまい、翌朝起きてもいつもどおりの生活をすることが難しくなります。

隠れていた期間、彼は彼の友だちや知り合いを利用して私の実家に電話をかけさせたり、手紙を書かせて私の居所を探していたようです。女性の声でかかってくる電話なら、親が油断して私の居所を伝えるかもしれないと思ったようです。私の友人の中には、数日間アパートの窓から外を見るたびに、彼が車に乗ったままじーっとアパートを見張っているのを目撃した人もいます。大学院でも状況の深刻さを理解してくれたようで、私が逃げ出した後の数日間は警備員を雇っていたようです。

隠れ始めて数ヵ月経ったころ、段々と私の中で実家に戻りたいという気持ちが芽生えてきました。ホームシックになっていたのかもしれません。同時に、いつまでも隠れ続けることはできないと感じてもいました。

4ヵ月経った頃に私は実家へ戻りました。しかし、彼が住んでいる同じ街で暮らすということは、いつかばったりどこかで会ってしまう可能性があります。監視されたりストーカーされたりして見つかってしまうかもしれないという危険性があり、毎日ビクビクしていました。また私のほうが、彼がどうしているかをどうしても見たくなり、彼の住んでいるアパートの向かいにある建物の踊り場から、彼が仕事から帰宅する時間を見計らって見ていたこともありました。

今となってはトラウマティック・ボンディング（3章で詳述します）のせいだとわかりますが、あれだけひどいことをした人のところにはもう2度と戻らないと決めていながらも、どこかで彼を恋しく思っていました。トラウマティック・ボンディングとは、簡単に言うとアメ（愛情らしきもの）とムチ（暴力）が同時に☆さんの中に入ってくることによって、自分を傷つけるBさんでありながらも、同時に自分に安心感をもたらしてくれる人として離れがたい気持ちになるという心理です。遠くから相手を見つめていると、懐かしさや親しみ、安堵感を感じます。同時に恐ろしいほどの恐怖感や緊張感もあります。

経験していない人にとっては、とても不思議に思われることだと思いますし、このような自分自身の矛盾した状態については説明しにくい感覚があります。論理的に説明をするのがとても困難なことが、暴力の発生しているところで生き延びている☆さんには起こります。

あっけない終わり

私はいつかばったり彼に出くわすという経験をしたくなかったので、数日後、彼に電話をかけ人通りの多い街角に呼び出しました。彼は私からの電話に非常に嬉しそうに反応し、私が指定した場所にすぐにあらわれました。しかし、私は過食症のせいで数ヵ月前の体型とは全く違っていましたし、相手は完璧主義者、ナルシスト、潔癖症といった要素を持っている人ですから、太った私の姿がかなり衝撃的だったようです。外見だけで一瞬にして私に対する興味は失せたようでした。私がそれだけ太ったことがかなりおかしいようで、立ち話をしていた数分間、ずっとニヤニヤしていました。嘲笑われ、自分がみじめで哀れに感じ、非常に不愉快で、いやでいやでたまりませんでした。相手との再会はそのようにいとも簡単に数分で終わってしまいました。

彼は、私の名義で何度も学生ローンを出させては「いつかちゃんと返すから」と言って全額持ち去るということを何度もしていましたので、別れる段階で私に対して多額の借りがありました。数分間の再会の際に私がその借金について「ちゃんと返してくれますか？」と質問したところ、「もちろん、きちんと返すよ」と言いながらもニタニタ笑っていました。私としては「返すわけねぇだろ、バカかお前は。返ってこない金を貸した奴が愚かなんだよ」と言われているような気になりました。結局、貸したお金は一銭も戻ってこず、その後ずっと私が返済をすることになりました。

別れて少し時間が経った頃に一度この借金について弁護士事務所へ相談に行きました。しかし、私が訴訟を起こすことによって、私だけでなく私の家族もまた危険な目にあう可能性が出てくることを考えて、彼に請求することは断念しました。

2章 離れた後の生きづらさ、症状を抱えて

逃げ出してからもつらい日々

暴力の真っただ中にいた時と逃げ出した後のつらさを比較したときに、どちらのほうがよりつらかっただろうか、とかなり長い間自問し続けました。それほど、逃げ出した後の時間がつらかったからです。

逃げ出した後は確かに暴力を経験しなくてよくなりました。しかし、全く別の種類のつらさが待っていました。私の場合は、複雑性ＰＴＳＤとうつの組み合わせがとてもきつかったのです。

私は10代の頃からもともとうつっぽかったのですが、そこにＰＴＳＤの症状が加わり、毎日耐え難い重力と圧力を感じながら生きてきました。逃げ出した直後は混乱が特にひどかったため、自分の中の傷つきがぐちゃぐちゃになり過ぎて、どこから手をつけてよいのかさえもわかりませんでした。私のイメージでは、毛糸がからまってしまって、糸口が見つからない状態と似ています。どこからほどいていけばよいのかわからず、途方に暮れたまま、そのからまっている毛糸を茫然と見ているしかない、そういった時期が長くありました。

ＰＴＳＤの症状はかなりひどいものが20年以上も続くわけですが、その間、自分には将来なんてものはない、ありえないと思っているので、何かを楽しみにするといった簡単なことともできず、とにかく必死に一日一日を生き延びていくのが精いっぱいでした。今日という日にしがみつき、何とか次の日までたどりつくこともあれば、目の前にある作業や仕事を、力を振り絞って無我夢中でこなしているうちに、気がついたら月日が流れていた、という日々のこともありました。

治療を受け薬で症状を緩和するという選択肢があることは知っていました。しかし、彼が「油断してひどい目にあう奴はバカだ」「油断しているからそんな目にあうんだ」と言うのを何度も聞いていた私は、暴力から逃れた後も、ちょっとでも油断をするとひどい目にあう、何が起きるかわからない、だから神経をいつでも張り詰めていなくては、という感覚が染みついていました。ですので、緊張感がゆるんで張り詰めていられなくなるかもしれない薬やアルコールを飲むという選択肢は、私の中ではありえなくなっていました。

彼は薬やアルコールをほとんど飲まない人でした。以前はかなり飲んだことがあるようですが、私がつきあっていた頃はコップ一杯以上飲んでいる姿を見たことがありません。彼はいつでもターゲットとなる人を探していて、周りの状況を把握しようとしていました。特殊部隊への憧れと結びついて、たえず監視モードでいたのでしょう。いつも緊張感を持って行動し、小さなことも見逃さない彼を、私はずっと目で追って、暴力にあうきっかけを極力つくらないよう努力していました。私自身も極度の緊張を強いられながら、彼の行動や表情を見続けていました。お酒や薬を飲むことは油断を生み危険だったのです。

しかしどれだけ私が緊張感を保っていても、前触れや理由もなくこぶしが突然飛んでくるので暴力は防げませんでした。また薬やお酒は飲まずにいても、解離して、自分で意識的に行動していない状態で過ごした時間が非常に多かったことに後々気づいて、自分では常に構えていたつもりでいたのに無防備な時間がかなりあったということに、ショックを受けました。

この章では、暴力によってもたらされた影響、暴力から逃れた後も抱え続けることになった生きづらさ、症状などについてみていきます。

トラウマを経験した後の道のりを振り返ってみて、当初から最も深刻だった症状がうつと複雑性ＰＴＳＤでした。この2つの症状は切り離して話すことが難しいように思いますが、少しずつ整理して説明してみます。次に解離という「方法」について、そして最後に解離性同一性障害について説明します。

うつ——耐えがたいしんどさ

きっかけはあったりなかったり

私は暴力にあう前からうつっぽいところがありました。小さい頃から物怖じしたり弱気になることが多く、友だちと遊ぶよりも1人で本を読んだり、空想の世界に浸っていることが好きな子どもでした。11歳のときに家族で南米に引っ越し、言葉や習慣も全く違う環境にカルチャーショックを受けました。学校ではスペイン語と英語の両方を同時に学ばなくてはなりませんでした。友だちがすぐにできるタイプではなかったため、学校では孤立していました。慣れてきたと思う間もなく、3年後にアメリカに引っ越した時も再び大きなショックを受け、勉強をすることだけが無力感を感じずにいられる唯一の手段でした。現実に向き合うのを避けるため、10代の多くの時間を、空想に浸ったり、眠ったりして過ごしていました。

10代の最後の頃に彼とつきあい始めると、うつの症状は急激に悪化しました。ただ、うつ状態になると彼からさらに暴力をふるわれてしまうので、それさえも抑え込んでいました。その手段が解離だったのだと思います。解離をすると、抱えている強い感情とともにその場を一旦去ることができます。私の精神が私の身体からスッと抜け出ていく感覚です。身体はそこに残りますが、心や感情が遠くにある状態ですから表情も失っています。感情を表すと暴力にあっていた私には解離という手段は有効でした。

渦中にいるときにはうつの自分を解離することで自分の身を守っていたのですが、逃げ出した後は私に対して暴力をふるう相手がいなくなったため、うつの自分を切り離す必要がなくなり、うつ状態をまともに感じ続けることになって絶望的なうつの闇に包まれていきました。そして、このうつは慢性的なものとなりました。２００８年にこの慢性的なうつが一瞬晴れるまで、30年ほどをうつ状態で過ごしてきたことがわかります。

２００８年からは慢性ではなくなったものの、やはりうつにはなりやすく、何かきっかけとなる出来事があってうつの穴に転落することもあれば、自分では何がきっかけになったかがさっぱりわからないけれどもひどいうつ状態になることも今でもたびたびあります。きっかけとなる明確な理由がわかっていたほうがましだと思われるかもしれませんが、きっかけが明確であろうとなかろうと、どちらも苦しいのです。きっかけが全く見えないときのうつはとにかく急に来るので、いきなり「うつの穴」にドーンと落下したような状態になります。

深くて暗い穴の中

逃げ出した後に深刻なうつが何度も起こりました。うつ状態というのは、私のイメージでは深い穴の中に落ちた状態です。この穴の底は真っ暗で寂しい場所です。うつになるたびに、穴の深さや暗さを感じとり、そのときのうつの深刻さを測っている気がします。穴に落ちると、とにかく苦しいとしか言いようがありません。穴の中にずっといると呼吸をすることさえ苦しくなり、自分がそのまま死んでしまうような恐怖感に襲われます。何とかして呼吸ができるようになろう、動けるようになろうと、必死で穴から脱出しようとします。外出したり、起きて活動する時間を増やそうとしたりするのですが、真っ暗で深いため自力では登って出ていくことができません。穴の外からは人々の声が聞こえてくるので、楽しそうに過ごしている様子がなんとなく伝わってきます。外の人たちに向かって「助けて！」と自分では叫んでいるつもりですが、どうやら声になっていないようで、外の人たちに私の悲鳴は届きません。誰も私の痛みや苦しみには気づかないのです。すると、恐怖感だけでなく大きな孤独感にも包まれます。自分の存在の意味もわからなくなってきます。他の人たちに気づかれもしない存在だったら生きていても仕方がないとも思えてきます。

負のスパイラルになってさらに穴のもっと深いところへ落ちていくこともたびたびあり、泣いていました。そういうときの涙はまるで、自分の体から振り絞られる苦痛でできた血のように思えました。「本当の血だったら、泣き続けることで血がなくなってこのまま人生を終えることができるかもしれない、そうしたら楽になれるかも」「今晩寝てそのまま起きないでいられたらいいのに」「私の人生なんてこんなもの。これ以上よくなるわけがない」といった考えが次から次へと浮かんできます。「明日になったらうつがなくなっているかもしれない」という考えは全く思いつきもしませんでした。

脱出の方法は毎回違う

自力で穴から脱出しようとして若干這い上がれたこともあります。しかし、這い上がろうとどれだけあがいても全く上がれず、穴の底の孤独という闇の中で泣いて過ごした日も多くあります。

カウンセリングに通いはじめ、カウンセラーのサポートを得られるようになってからは、穴から出られることがありました。カウンセラーが「その時どんなことを感じたのですか」

と質問してくれたり、「こういう考え方はどうですか」と提案してくれるなど、縄ばしごのようなものを穴におろしてくれるイメージがあり、自分では思いつかなかった視点で考えてみることで、そのはしごを登って外に出られることがありました。ただし、カウンセラーがはしごを提供してくれたとしても、暗闇の中ではしごを見つけて登るのは自力でおこなわなくてはなりません。うつやＰＴＳＤで疲弊しすぎていると登る力もなく、穴の底で横になっているような日も多くありました。

うつの穴の壁に以前這い上がれたときの爪痕がうっすらと残っていて、そこをつたって同じように上がろうとしたりもします。しかし、以前にはうまくいったからと、再び試してみても全くらちがあかない場合があり、悔しさ、ショック、無力感でさらに落ち込みます。そのたびに「毎回、試行錯誤なのだから」と自分に言い聞かせてきました。

エネルギーが切れる

うつがひどくなり長引くと疲れやすくなります。段々エネルギーが切れて力がつきてしまい、簡単なこともできなくなります。人を家に例えると、人の持つエネルギーは家の中を回る電気のようなものです。うつがなく十分にエネルギーがある人は、普通に電気が使える家のようなイメージです。あかりをつけ、エアコンをつけ、テレビをつけても全く問題がありません。

うつは電力会社からの電気が来なくなってしまったようなイメージです。手動で発電機を動かして電気を作らなくてはなりません。しかし、天井のあかりを点すのが精いっぱいで、エアコンやテレビまではつけられません。そのような状態になると、「いつもは全部つけられるのに、なぜこんなに苦しい生活をしなくてはいけないんだろう」という喪失感や悲しさがわいてきます。悔しくもなります。

私は普段からそんなに愛想がよいほうではないのですが、うつのときは、夕方になるとエネルギーが切れて人と話すことがつらくなってしまい、講演後の懇親会などで黙り込むことが数多くありました。話すこともにこやかにすることもできなくなってしまうのです。ひどい場合は椅子に座っているのもつらく、喫茶店でテーブルに伏せて眠ったりもしました。

うつが深刻なときには、横になっているだけでもエネルギーを消費するようで、はぁはぁと肩で息をしている自分がいやになってしまいます。まるで上半身がコンクリートでできているように重く感じ、椅子に座っているのも苦痛になります。最近はこのようなひどいうつの回数はかなり減りましたがゼロにはなっていません。気づいたのは、うつになるとタクシーに乗りたい気持ちにかられるということです。うつのときには、大きなけがをした人を背負っているような重苦しさを感じ、人混みや階段の上り下りでエネルギーを消耗したり、雑音などが耐えられなくなってしまいます。人混みや雑音は多くの人にとってもあまり好ましいことではないと思うのですが、うつのときにはこれらが全く耐えられなくなるのです。どうしてもどこかへ行かなくてはならない、もしくは外出先から帰らなければならなくなったときには、座って静かな空間にいながら移動できるタクシーしかなくなります。あまりにも疲弊がひどいときは動けなくなってしまうため、外出の予定をキャンセルさせてもらうことも出てきます。

生と死の境目

30年以上にわたり、何も見えない真っ暗な闇の中でこのうつという怪獣とずっと闘ってきました。何とかうつをコントロールしようと、暗闇の中で怪獣の角をつかみ戦おうとするのですが、結局私のほうが振り回され投げとばされ、倒れたまま絶望の涙を流すのです。

うつが少しましになると、自分自身で「私ってフェニックスみたい。毎回墜落して死んだようになるけど、また這い上がっては灰から新たに生まれる」と感じていました。毎回の墜落（時には沈没とも表現していました）はまるで飛行機が墜落するような怖さと苦痛をもたらすので、「もうたくさん。今回もまた這い上がったとしてもどうせまた墜落するだけのために上がるようなものなのだから、もう這い上がりたくない」と感じるときもありました。

私が一番恐れていることは、自分の中の大きな感情に負けて自分自身を傷つけてしまいかねないことです。うつがひどくなり、生きるのが苦しくなったときに一番耐え難いのは、自分の中からマグマのように湧き出てくるドロドロとした恐ろしい感情です。恐ろしい感情は地獄から流れ出てくるマグマのようで、しかもそのマグマはヘドロのような気持ちの悪いもので、それが大波になって押し寄せてきて飲み込まれ、気がつくと私はそのマグマの海で溺れかけています。何とか溺れないようにと必死であがきますが、いくらあがいてもマグマの波は引きません。段々とあがく気力やエネルギーを失い、楽になりたいという願望が大きくなります。絶望感や苦しみ、恐怖感、自分に対する嫌悪感などが重なって出てくると、それらの感情から自分を切り離したいという気持ちにかられます。生きている限りこうした感情を感じ続けなくてはならない、生きることをあきらめればこのような感情のうねりの中にい続けなくてすむ、生きることを終了しなくては、という考えにつながります。生きることを積極的に手放したいわけではないけれど、恐ろしすぎる感情を感じ続けなくてはならない状態から解放されたいという願望でいっぱいになり、生きることを手放すという選択肢が非常に魅力的に見え始めるのです。私の場合は「死にたい」と思うのではなく、「生きるのがあまりにも苦しいので、生きていたくない」という表現のほうが合っているように思います。殺されることに対して大きな恐怖感を持ち続けて一日でも長く生き延びようとしていたのに、生きることをやめたいという感覚を持ってしまうことに大きな矛盾を自分自身感じます。

自死に関する研修を受けた際、自死する人の唯一の共通点は、耐え難く感じる苦しみから解放されたいという願望である、と学びました。その説明を聞いたとき、「ほんとうにそのとおり」と思ったのを覚えています。私がうつで生死の境目で踏ん張っているときはまさにその感覚との闘いだからです。ひどいうつのときの苦痛は、緊急手術が必要になるほどのけがを身体に負った時の痛みと似ています。他のことは何も考えられなくなり、とにかくどうやったらこの苦しみを止められるのかということしか頭になくなります。「生きている限りはこの苦しみが伴うのだ」と思ってしまうと、死という選択肢が唯一の手段に見えるのです。

ひどいうつのときは、道の向こうから向かってくるトラックの下に吸い込まれていきそうな感覚にかられることがあります。同時に、私には死に対する巨大な恐怖感があり、身体に何らかの不調や症状が出るとすぐに病院に行って診てもらわずには落ち着かないところがあります。うつのときにはとくに私の頭の中でほとんどのことが「死」につながってしまうので、小さなできものができても「皮膚がんかもしれない」と心配したり、不整脈が始まると「心臓発作を起こす前触れなのかもしれない」とおびえるといった具合です。私の中での生死に対する感覚は狂ってしまっているようです。「こんな苦痛で悲惨な人生はもう十分。どうかこの苦しみから解放してもらいたい」と何度も思いながらもとどまって生き延びてこられたのは、私の中に生きようとする気力がかろうじてあったからかもしれません。

複雑性ＰＴＳＤ

逃げ出した当時の私は、自分の経験している生きづらさが、精神科で治療する症状なのだとは考えていませんでした。ＤＶや暴力の影響について学ぶ中で、暴力被害によって複雑性ＰＴＳＤという様々な症状が起こってくること、自分の経験が当てはまることを知りました。ＰＴＳＤというのはPost Traumatic Stress Disorderの略で、「心的外傷後ストレス障害」と訳されます。複雑性ＰＴＳＤとは、トラウマとなる経験が一度ではなく長い期間に何度も繰り返されることによって起こる心的外傷の症状で、ＰＴＳＤとは区別されるようになってきています。ここに書いたことは私が経験したもので、すべての症状を説明したものではありませんが、もし思いあたることがあれば適切な治療、カウンセリングなどにつながってほしいと願っています。

刻み込まれた恐怖感・全てが死につながる

暴力にあうまでは、世の中は基本的には安全であると無意識のうちに思っていたと思います。しかしたび重なる暴力にあい、安全ではない日常を経験してからは、「安全だと証明されるまでは、誰であっても、どこであっても、どんなことも危ない」というのが私の大前提に変わってしまったように感じます。まるで私の細胞の一つひとつに恐怖感が刺青のように刻みこまれてしまったかのようです。生きている間にこの恐怖感を完全に取り去ることは難しいとは思いますが、今この刺青を一つひとつ取り除く作業をおこなっているように思います。気が遠くなるほど時間のかかる作業ですが、一つひとつ積み重ねています。

少し前までの私は、毎日何度も日常的な出来事を死に結び付けて暮らしていました。横断歩道を渡ろうとして向こう側に子どもを見かけると、一瞬「かわいいな」と思うのですが、次の瞬間、「あの子が道を渡るときには車に引かれるかもしれない。引かれたら死んでしまう。どうしよう」に変わります。

トイレの便座の蓋が閉まっているのを見ると、とっさに「中に死んだ赤ちゃんがいたらどうしよう」という考えが浮かびますし、誰かが車で旅行をすると言うと、「車が事故にあってしまったらどうするの」という発想につながります。そのようなことを口にした時、相手の唖然とする様子に初めて我に返り、「しまった！　思っていることを口に出してしまった！」と気づくのです。自分でも私の頭の中の回路がおかしくなってしまっていることには気づいているので、極力死につながる発想は口に出さないようにしてきたつもりですが、たまに実際に言ってしまって後悔します。

自分が死んだ後についても、長い時間考えてきました。今までずっと「今日、死ぬかもしれない」「明日までに死ぬかもしれない」という強迫観念にとらわれてきたため、自分が死んだ後がとても気になるのです。「私が死んだら、典型的なお葬式はいやなので、メモリアルサービスとかにしてもらえる？」「私はどこであろうとお墓に入るのはいやだから小さな骨壷に分けて」と、エンドレスに細かい注文をしてしまいます。１人だけに話すのは不安なので（こういったところに私のコントロール魔的な傾向が表れています）、数人に話してあります。

「明日には死んでいるかもしれない」となると、「今経験していることが最後になるかもしれない」「このお店に来るのは今日が最後かもしれない。そうなると二度と買えないから今買わなくては！」という考えにつながり、取りつかれたように同じものを購入するといった行動を今まで多くとってきました。冷静に考えれば、明日死ぬかもしれないと思っているのになぜ使いきれないほどたくさん買うの？　と疑問に思うところですが、こういう状態のときには論理的な考え方はできない状態になっています。プリンターのインクなどの文房具や、食器洗い用のお気に入りのスポンジなど、消耗品の中でも自分がこだわる物に関しては、常に予備を多くそろえておかないと、いてもたってもいられない気分になります。これらは強迫観念だと数年前に理解してからは、衝動買いもだいぶ減ってきました。

感情が大きくゆれる場面を避けようとする

暴力を経験していたときには、日常の平穏な暮らしでは想像できないレベルの巨大な感情がわき起こります。生命の危機感や、自分の未来が全く見えない絶望感といった感情です。「巨大な感情＝死につながる危険」と刷り込まれてしまったので、彼から離れた後も、たとえ小さくても、恐怖感や絶望感など過去の巨大な感情に似ている種類の感情が恐ろしく、感じたくない、そんな場面を避けたいと思うようになります。巨大な地震を経験した後に、それほど大きくない余震が来ても「巨大地震の前兆かもしれない」と恐怖感や危機感を感じるのに似ています。

複雑性PTSDの症状がひどかった頃は、朝のラッシュ時の山手線には絶対に乗れませんでした。押し込まれるようにして乗ってしまって降りられなくなるのではと考えると、暴力にあっていた頃頻繁に感じていた「ここからは逃げられない」という感覚が蘇ってしまうからです。また、酔った人の近くにいることは極力避けてきました。酔った人は、よろめくような不意な動きが多いからです。彼は全く予測不可能な行動をよくとっていたため、きっかけとなるようなことがなくても私はいきなり痛みを伴うような恐ろしいことを繰り返し経験しました。予測不能な行動を取りそうな人たちは何としても避けなければならず、避けられなかったときにはフラッシュバックや解離をしていました。

コラム1 つらい感情のリスト

暴力にあっていたころの感情を思い起こしながら、どんな感情を日々抱えていたのか、また、現在ひどいうつ状態のときに自分がどのような感情を感じているのか、自分の中を探って書き出してみました。私は英語圏での生活が長く、暴力にあっていたのもその頃でしたので英語での表現のほうがなじみがあります。日本語と両方書いてみました。

このような非常に大きく重い感情をこれだけ感じ、抱え込むには相当のエネルギーが必要でした。その上に、彼に対しては感情に気づかれないように表情を消したり、感情を押し込めたりし、家族に対しては「普通」に見えるように笑ったり楽しそうに振る舞っていたのですから、大変なことだったと今となっては思います。

- stressed all the time…常に大きなストレスを感じる
- worried constantly…常に心配している
- bitter…苦々しく思う
- resentment…恨み
- dishonored…名誉を汚された
- embarrassed…当惑
- degraded…堕落した
- unstable…情緒不安定
- disoriented…うろたえる
- dejected…落胆した
- miserable…みじめ
- depressed…うつうつとした
- violated…侵害された
- resigned…あきらめ
- abandoned…見捨てられた
- worthlessness…価値ある存在と感じられない
- all empty on the inside…自分の中が空っぽに感じる
- nervous…神経質
- upset…動揺
- hyper alert…過度の覚醒
- emotionless…無感情
- self-blame…自責
- furious…憤慨
- indignant 憤り
- feeling like a defect…不良品のように感じる
- frustrated…イライラ感
- unhinged…錯乱した
- contempt at self…自己嫌悪

- **terror**…身動きが取れなくなるような恐怖感
- **fear**…恐怖
- **anxiety**…不安
- **anger**…怒り
- **sadness**…悲しみ
- **panic**…パニック
- **horror**…戦慄
- **pity**…(自分に対する)哀れみ
- **pathetic**…情けなさ
- **lack of control**…コントロールの欠如
- **trapped**…逃げ場を失った、行き詰った感覚
- **alone**…１人ぼっち
- **scary**…これから何が起きるのかわからないと感じるような恐ろしさ
- **lost**…戸惑い
- **confused**…混乱、困惑
- **beyond comprehension**…理解ができなくなる
- **powerlessness**…無力感
- **pain**…痛み
- **hopelessness**…絶望感、失望感
- **doomed**…運命が尽きたという感覚
- **betrayed**…裏切られた
- **disgraced**…不名誉、汚名を負わされた
- **dirty**…汚いと感じる
- **soiled**…取れない汚れ
- **hurt**…傷つき
- **despair**…途方にくれる
- **despondent**…意気消沈した
- **catatonic**…自分の魂が死んでしまったような感覚
- **overwhelmed**…圧倒された
- **immobilized**…固まってしまった
- **shocked**…ショック
- **isolated**…孤立感
- **haunted**…呪われている
- **disturbed**…おかしくなってしまった
- **distressed**…困窮した
- **forsaken**…(神に)見放された
- **forgotten**…忘れられた存在
- **emotionally paralyzed**…無気力・感情的な麻痺
- **numb**…鈍麻
- **unglued**…自分がバラバラ
- **disbelief**…(今起きていることが)信じられない
- **exhausted/fatigued/tired**…疲れ、疲弊、倦怠感、過労
- **disgusted at self**…自分が嫌で仕方がない
- **loss of innocence**…無邪気さを完全に喪失
- **loss of trust**…信頼する感覚を失う
- **unable to feel safe**…安全感を感じられない
- **filthy**…不潔
- **regret**…後悔、残念、無念、心残り
- **shame**…恥
- **humiliated**…屈辱、侮辱されている
- **mortified**…脅え震えあがる
- **remorseful**…痛恨

表情を消す・気持ちではなく考えでかわす

彼とつきあっていた間、私が感情を表そうものなら、大変なことがその都度起きていました。驚き、苦痛、恐怖であっても許されませんでしたし、喜びや楽しみはもっと許されない感情でした。感情を表すということは、自分の無邪気さ、無防備なところをさらけだすことでもあります。その部分を攻撃されることで☆さんは非常に傷つきます。あえて無防備なところを狙って攻撃するBさんも大勢います。私も、少しでもそのような感情を露わにすると暴力につながっていたので、表情を消すことで自分の感情を読みとられないようにしてきました。意識的に表情を消すというよりは、無意識のうちに表情が固まるよう訓練されてしまったように感じます。

暴力から離れた後もそれは変えられず、カウンセリングに通い始めてからはだいぶゆるんできましたが、ハッとするような出来事が起きると瞬間的にシャッターがおりたように自分の表情が消えることがあります。無表情になることが昔の私にとってはより安全に生き延びるための知恵だったため、今になっても瞬時にその方法を取り入れてしまうようです。

感情を表すことを避ける手段がほかにもあることに気づきました。生活の中で何らかの感情をもつ場面は多くありますが、誰かが自分の周りにいるときには、気持ちや感情ではなく、考えとして発言するのです。「どう思う？」などと気持ちを聞かれると、感情ではなく考えで答えます。些細な質問でもこの反応は反射的に出てしまいます。例えば、デザートを食べているとき、味についてたずねられると、「美味しい」とは言わず「よくできた味だと思う」と言います。前者のほうが感情・感覚系の発言となるからです。「そんなことを聞いてるんじゃなくて、美味しいか美味しくないかを聞いてるのよ」とさらに聞かれ、私は思わず「日本のこういう技術は素晴らしいと思う」と答えをはぐらかしてしまいました。レストランでメニューを見ているときに誰かが「これ、おいしそ〜う！」と言っても「珍しい料理だね」という言葉でかわしたり、「○○が楽しみだね」と言われると「思いつかなかった」といった返事をするなど、自分がどう感じたかという答えをしてこなかったことを指摘されました。こういった答え方のレパートリーは数えきれません。

質問されるというのは、私が自分のペースでコントロールできることではありません。急に投げかけられるので、膝を叩かれたときに足が跳ねるように反射的に思考系の答えでかわそうとします。この傾向はなかなか変えられません。最近は少しずつこの条件反射的な反応を変えていこうとしていますが、今までとってきた反応のほうが素早く出てしまうためうまくいかないことがあります。

自分の感情がわからない

自分自身の感情が全くわからなくなるときもあります。私のトラウマのことを話していて、仲間から「数年後に50歳になるけど、そこまで生き延びてこられたってことをどう感じる？」と突然聞かれたときに、考えで返さずきちんと感情で答えようとした瞬間パニックで頭が真っ白になり、頭を抱え込んでしまいました。一緒にいた人たちが驚いて心配し始めたのはわかったのですが、どのような感情なのかと内面を探ってみても何もないのです。誰もいないガランとした部屋にむかってたずねているような状態で、あまりの何もなさに困惑してしまいました。パニックがさらに大きくなり、「こんなに難しい質問、他の人たちは答えられるんだ……。私はなぜこうやって何の感情もなかったり、わからなかったりするのだろう……」と考えが元々の質問からどんどん遠のいていってしまい、大きな混乱の渦の対応でいっぱいいっぱいになってしまいました。他人からみれば、なぜそのような質問が私にとってそれほど大変な状態を引き起こすきっかけとなるのかわからないと思います。私の感覚としては、私の頭の中で大きな鐘がずっと響き続けていて、その大きな振動以外何もわからなくなるような状態で、外の世界への対応をしている場合ではなくなってしまうのです。

希望を持てない

うつのどん底にいるときは希望を感じられず、全てが絶望的に思えてしまいます。どうしたら希望を感じられるのかと考えてきましたが、答えはいまだに見つかっていません。

前の章でも書きましたが、希望といっても夢となるような大きな希望のことだけでなく、もっと小さな希望さえも感じられない歯がゆさがありました。数年前までは、「再来週のさくらんぼ狩り、楽しみだね！」と言われても、私にその感覚がないため、「なぜ楽しみに思えるのだろう？」と不思議にも思い、同時に「そうだね」と言えない自分を腹立たしく感じていました。

私の活動の中に、心の傷つきから回復するための「こころのケア講座」というものがあります。「DV・トラウマを理解する」「人との境界線」「コミュニケーション」「自尊心」といったテーマを12個取り上げ、1回2時間で、内容の説明をしたり、書き込み式の資料に参加者の体験や感情、内面をふり返って書き込んでもらうという講座です。この「こころのケア講座」の資料は私がレジリエンスのメンバーと一緒に作ったもので、各回の最後に、少し先のことを考えるようなクロージング・クエスチョンという質問を入れて、目線を上げて終わるようにしています。希望を持つことの大切さを考えて私が盛り込んだものです。しかし私自身が、こうした質問に答えるのは非常に苦手です。

◉「近日中に期待できる楽しみはなんですか？」（↑うぅむ……何も思いつかない場合はどうしたらいいのだろう……）

◉「今の季節ならではの楽しみはなんですか？」（↑季節によって楽しみって変わるの？）

◉「いつか行ってみたいところはどこですか？」（↑普通、人はどういうところに行きたがるんだろう？）

◉「今日寝るまでに3つの楽しみをあげてください」（↑短時間で3つも⁉　ありえない！）

◉「1年後の自分を想像してみましょう」（↑そんな先まで考えられるわけない。その頃に生きているかどうかもわからないのに……）

といった感じです。

過去に何度も希望を打ち砕かれる経験をしていると、希望を持つこと、将来に目を向けること、何かを楽しみにすること、未来を明るく感じること自体を危ないと感じてしまうことがあります。少し前まで、かわいがっている甥や姪に会うために飛行機に乗る時には、会える楽しみを感じると同時に「でも飛行機が落ちるかもしれない」「会いに行くだけでも疲れきってしまう」といったマイナスの考えが浮かび、プラスの感情が打ち消されそうになっていました。ようやく最近は、自分にとって大きい楽しみであれば、来年ぐらいまでのことは考えられるようになり、この感覚自体を新鮮に感じています。小さい楽しみは刺激が弱いせいか、いまだに感じにくい場合が多いようです。

大きな喪失感とグリーフ

グリーフ（Grief）という言葉は、嘆きや深い悲しみといった、大きな喪失感にともなう感情を表す英語です。大切な人を亡くしたときなどによく使われる言葉ですが、私は「大きな喪失にともなう心身の自然な反応」ととらえています。その中に、深い悲しみなどの大きな感情や、集中できない、眠れないといったことなどが含まれます。

たび重なる暴力は私にとって大切なものをたくさん奪っていきました。それらのものを全部数え上げることは不可能です。まず私は自分の安全感を失いました。性暴力によって自分の身体を安全と感じられなくなり、ストーカー行為を受けたことで、私が行く場所はどこであろうと安全でないという感覚が刷り込まれてしまったからです。

カウンセラーに「あなたにとって安全と感じられる場所はどこですか？」と初めて聞かれたとき、どれだけ考えてもどこも思いつかない自分に驚いてしまいました。「世界中のどこであっても安全ではないと感じてしまう。私にとって安全な場所はない」と気づかされた瞬間でした。これはショックで、しばらくうつも悪化しました。その後もカウンセリングを続けてきたことで、今現在私の中の安全感は20％ぐらいかと思います。0％から、いえマイナスからの再スタートと考えれば20％は大きな進歩かもしれません。

将来に対して希望を持つこともできなくなりました。自分の死を覚悟するとき、自分の将来を捨てなくてはなりません。将来に対する希望を持つこと自体が耐えられないほどの悲しみをもたらすのです。

逃げ出してしばらく経つまではグリーフとはとらえていませんでしたが、私のグリーフの中で極めて大きいのは、子どもを産むことができなくなってしまったことに対するものです。因果関係を証明することはできませんが、自分の経験したたび重なる性暴力のことを考えると、それが原因であっても全く不思議でないと思っています。

暴力にあうまでは、私は漠然とですが、自分が将来多くの子どもの母親になるというイメージを描いていました。私自身が5人きょうだい（弟妹が4人います）だからかもしれません。私の理想であり、希望、そして夢でした。それをうち砕かれてしまったことに大きなグリーフを感じます。特に30代の頃は、「私にはたくさんの子どもがいるはずだったのに」「なぜ私がこんな目にあわないといけないのだろう。私が何をしたというのだろう」と嘆き悲しみ、苦しい時期が続きました。

暴力にあっていた期間、そしてその後の回復への道のりを考えたときに、私はどれだけ膨大な時間を自分のトラウマケアに費やしてきたのかと考えると本当に悲しくなります。なぜ私がこれほどの被害を経験しなくてはならなかったのか？　なぜ加害者はのほほんと暮らしているのに、被害にあった☆さんたちはこれだけ大きな傷つきを抱えて生きなくてはならないのか？　☆さんたちはなぜこれだけ多くの時間とエネルギーをトラウマのケアに費やさなくてはならないのか？　うつ状態やＰＴＳＤの影響により働けなくなったり、動けなくなったりして失う時間も全て喪失です。

私が抱える多くの「なぜ」という疑問に対する答えは、これからも見つからないかもしれません。同じように感じている☆さんも多いと思います。答えの見つからない問いを抱え続けることはそれ自体負担が大きく、エネルギーを消耗してしまいます。それらを抱えながらも前に進んでいる☆さんたちは、実はとても力のある人たちなのです。

大切な人やものを失った時の大きな喪失感やグリーフについては少しずつ社会の理解が進んできているように思います。加えて、自分の人生、将来を手放さざるを得ないと感じたり、安全に生きられるという確信がなくなってしまったりしたために、元に戻りたくても戻れないという気持ちも、抱えきれないほど大きな喪失感と深い悲しみをもたらすということを多くの人に知ってもらいたいと願っています。

フラッシュバック

フラッシュバックとは、トラウマに伴う記憶や感情、感覚が突然鮮明によみがえり、たった今経験しているかのように感じる現象です。私も様々な場面で経験しています。逃げ出して3、4年くらいたった頃のことですが、人と一緒にいて、別れ際に「ちょっと待って」と肩からかけていたハンドバッグに手をかけられた瞬間、「やめて！　離して！」と泣き叫んでしまいました。大声をあげながらも、なぜ自分がパニックになっているのかがわからず「私はとうとうおかしくなってしまったんだ」とさらに大きなパニックに陥りました。そのまま走り出したものの、混乱してずっと泣いていました。

夕方にふと、昔、逃げ出す直前に彼にハンドバッグを取られそうになったときのことを思い出しました。「アドレス帳を出せ！　アドレス帳に書いてある人たち全員に電話して秘密をばらしてやる！」と言われ、必死でバッグを渡さないようにしたときの記憶でした。ハンドバッグのストラップで自分の腕に何本ものあざができたこと、それが非常にショックだったこと、そういう記憶、感覚とともに全体像が見えてきました。この出来事を思い出したことで、その日の朝に経験したフラッシュバックがなぜ起きたのかがわかり、自分が急におかしくなってしまったわけではなかったのだと思えてほっとしました。

トラウマの記憶は大部分が体に残っていると言われています。私自身の感覚としても、その通りだと感じます。ハンドバッグの件では、バッグに手をかけられた瞬間、腕に埋め込まれていた記憶が目覚めて反応したのでしょう。脳に記憶がアクセスしやすい形で残っていなかったため、なぜ自分がそれほど大きく反応したのかが理解できるまでに時間がかかり、その間ひどく混乱したのです。

何度もフラッシュバックを経験して徐々にわかってきたことは、フラッシュバックが起きても、そのときに感じる異常な感情がどの記憶と結びついているのかがわかると、フラッシュバックがもたらす影響を変えられるときがあるということです。

数年前、講演の帰りに飛行機が夜の羽田空港に到着した際にもフラッシュバックが起きました。着陸直後、飛行機が滑走路を走っているときに、格納庫の中がライトで照らし出されたのです。途端に意識がおかしくなっていくのがわかりました。そのときはなぜ格納庫に反応しているのかがすぐわかったので、フラッシュバックの状態が長引かずにすみました。昔、彼はよくひとけのないところに私を連れていっては暴行していました。その頃住んでいた地域には、昔格納庫として使っていた木造の建物がありました。今ではその建物は小さい博物館となっているようですが、その頃は誰も行かない古びた場所でした。そこに連れて行かれたとき、「ここで遺体を埋められたら、多分誰も見つけられないだろうな」という絶望感を感じながら、彼が「そこに立って待っていろ」と指示した場所に立ちすくんでいました。そのときに見上げた天井にあった格子状の枠組みと羽田の格納庫の天井の枠組みが似ていたのです。

以前は、彼がつけていたオーデコロンの匂いがするたびにフラッシュバックを経験していたように思います。最近でも時々電車などで同じ匂いがすることがありますが、フラッシュバックは起こさなくなりました。フラッシュバックの数は徐々に減っています。

悪夢―眠っている間のフラッシュバック

逃げ出した直後は悪夢に悩まされました。2、3日に1度は悪夢を見ていたように思います。悪夢を見たことを自覚しながら目覚めていましたから、起きること自体が大変でした。通常は眠ることで身体や脳を休められるわけですが、眠っている間悪夢に悩まされるので、起きたときにはより疲弊した状態になっています。

後年PTSDの説明を聞いた時に「悪夢は眠っている間に起きるフラッシュバック」と知り、納得がいきました。まさにそのような感じだからです。それまでは、暴力の影響を否定したい気持ちから「あれは単なる夢だ」と自分に言い聞かせようとしてきました。「なぜ単なる夢にこれだけ振り回されるのだろう？　私はやはり弱い人間なのかもしれない」と自分を責めることがよくありました。

PTSD系の悪夢は非常につらいものです。トラウマの経験がなくても怖い夢を見ることはあります。中には、起床後に恐怖の感覚が残っていることがあるかもしれません。しかしPTSD系の悪夢の場合、今まさに恐怖の体験をしたかのように馴染みのある恐怖感、絶望感などの大きな感情に圧倒され、夜中にガバっと目覚めたり、脈拍が激しくなったり、息が荒くなっていたりします。

私の場合は、悪夢のテーマはいつも同じで、彼に追い詰められ、逃げ場をなくし、「だめだ、これ以上逃げられない」とあきらめ、絶望感を感じながら彼が近づいてくるのを待つといった内容です。毎回私がいる場所は違い、エレベーターの中や車の中、時にはフォークリフトで持ち上げられているコンテナの中だったこともありました。しかし、話の筋は共通していました。こうした悪夢は20数年間数えきれないほど見ているので、朝起きたときに夢の内容をはっきり覚えていなくても、同じ感覚が残っていてまた例の悪夢を見たとわかります。

２００４年頃に見た悪夢の１つは、私が彼から逃げ回り、カーテンの後ろに隠れたのですが見つかってしまい、ナイフで刺されるという夢でした。翌朝、起きるとかなりひどいうつ状態で、オフィスに行ってミーティングをしようとしても椅子に座るのがつらすぎて、ソファーに横になったことを覚えています。悪夢の話をしたら、「刺されたのはお腹？」と聞かれたので「なぜわかったの？」と聞き返したところ「さっきからずっとお腹をさすってるから」と言われ、はっとしました。確かに私はその日なぜかずっとお腹をさすっていましたが、その行動が悪夢とつながっていることには気づいていませんでした。不思議なことですが、夢の中で経験したことが身体的な反応となって出ることもあるようです。

２００８年ごろからはやっと回復してきたのでしょうか、悪夢を見る頻度がかなり減り、年に数回となっていることと、ストーリーが変わってきたことに気づきました。ちょうどＥＭＤＲ（眼球運動を利用したセラピーの１つの手法。後述します）の効果が出始めてきた時期です。最近のシナリオでは、私が逃げることができたり、警察に通報したりしています。絶望感がテーマだった悪夢が、自分の力で切り抜けられたり、行動を取ることができるといった希望の要素が入った夢に変わってきているようです。ただし、この原稿を書き始めてからは、また悪夢の回数が増えてきています。つい最近も、彼に目隠しをされて連れ去られそうになる悪夢を見ました。ストーリーが変わってきたとはいえ、彼が登場する夢を見なくなることが果たしてあるのだろうかとため息をついてしまいます。

集中困難・過度の警戒心

逃げ出した後も、私は学生だったので宿題として教科書や本を読まなければなりませんでした。しかし集中することができず、何度も同じページを読む自分に嫌気がさして途中でやめてしまったことが何度もあります。

暴力にあうと、誰でも集中できなくなるのは当然のことです。にもかかわらず、そのような日常生活などに支障をきたす「問題」と見える現象だけに焦点を当ててしまい、ＡＤＤ（注意欠陥多動性障害）と診断される☆さんが多くいます。☆さんが暴力について人に相談するということは非常にハードルが高いので、背景にある真の問題と結びつきにくいことがありますが、暴力や虐待が原因であるという場合も多いと思います。

私の安全感はなかなか戻ってきません。逃げ出した直後は、大学院で他の学生と一緒に勉強するときなどは「ドアは開けたままにしておいていい？」と頼んで閉めないようにしてもらったり、ドアに一番近い席に座らせてもらったりしていました。いつでも逃げ出せるようにしておくことが私にとってはどうしても必要なことでした。

過度の警戒心は今でもなかなか取れず、「誰かがどこかに潜んでいるかもしれない」と警戒して、旅館では死角が多い間取りの部屋には泊まれなかったり、車を運転するときには必ず全ての座席の後ろや下をチェックしなければ車に乗れなかったり、ホテルで部屋に入るとクローゼットを含めて全ての扉をまず開けて中に誰もいないかをチェックしなくてはならなかったりと、多くの「安全確認のためのルール」が私の中にあります。公共の場にあるトイレに行ってひとけがない場合にも、やはり同じように全てのドアを開けて中を確認します。ちょっと前まではそうしたトイレに行く前に、一緒にいる人に「もし10分以内に戻って来なかったら、探しに来てね」というのが私の口癖でした。

ここに書いている「安全感」と実際の「安全性」とは異なります。私自身、車の座席の後ろやホテルの部屋のクローゼットに本当に人が隠れているとは思っていません。しかし、確認しなければ感情の地震が発生することがわかっているので、地震を避けるために必要なステップなのです。安全感を奪われてからは、このことについて考えることが多くなりました。時々「多くの人は安全に暮らせることが当たり前と思って生きているんだよね」とふと思い、羨ましくなったりします。私も昔は当たり前に感じていました。世の中がいくら安全であるとしても、自分が安全と感じられなくなっていることに対して大きな苛立ちを感じます。

コラム❷ 楽しい出来事でもパニックの引き金になる

2009年のクリスマスの頃、美容院で髪を切ってもらっていたら、4人のサンタの格好をした人たちが美容院に入ってきました。リップクリームの試供品を配っていたらしいそのサンタさんたちは、「じゃんけんをして、お客さんが勝ったら試供品をお店にいる全員にあげます」と言いました。たまたま私がお客さんを代表してじゃんけんをする役に選ばれてしまい、勝ったので皆が試供品をもらいました。

多くの人にとっては、ちょっとした楽しいエピソードとなるこの出来事は、私にとって「危機一髪」「ものすごく大変で苦しい思いをした」「二度とあんな思いはしたくない」という出来事として記憶されてしまっています。

私にとって「予測できなかった」「急に始まった」「大きな騒音」「私自身に注目が集まった」という非常に危険に思える状況が立て続けに起こりました。サンタさんたちがガヤガヤと入ってきた瞬間、私は「何事が起こったのか」と緊急事態になりました。その瞬間から大きな感情の地震が引き起こされ、表情が消えました。しかも急に私がじゃんけんをしなければならない立場に置かれ、皆の注目が一身に集まり、さらに危険な状況に追い込まれたと感じました。

こんなささいなことで私がパニックに陥ることを、周囲の人にわかってもらうことは多分不可能でしょう。私自身、他の人たちが和やかに楽しんでいることに対して、私がこれほど恐ろしく感じるというギャップの大きさに、ショックも受け自己嫌悪に陥りました。

このようなことが大なり小なり、様々な場面で多々起こり、そのたびに身が縮む思いがしたり、恐怖に固まったり、疲弊したりしてしまいます。また、私の捉え方が人とあまりにも違うということを考えると、こういった経験の話を人にすることも躊躇（ちゅうちょ）してしまいます。

怒りの爆発

過度の警戒心があると、安全な出来事も危ないと思ってしまうことがあります。私の場合、全く安全な人に対して大きな怒りを感じることがあります。その人に繰り返し怒りをぶつけ、私のことを心配してくれている人たちを何度も傷つけてしまいました。

ここ数年で、やっと自分の中の思考回路の仕組みや怒りの引き金となるような出来事がわかってきたことで、理不尽な怒り方はコントロールできるようになりつつあります。今の段階でわかってきたことは、私の場合は次のようなときに怒りが発生しやすいということです。

◉疲れきっているとき
◉うつのとき
◉見捨てられ不安のような感情を感じたとき（自分のことが忘れられているように感じたり、大事にされていないと感じたとき、など）
◉誰かがきちんと責任を持った行動をとっていないのを見たとき

怒りが自分の中で猛スピードで大きくなっていくと、その巨大な怒りは、まるで私の中にある怒りの溝をグルグルと回り始めるように、勢いを増していきます。そうなると、止めることができずに溝をどんどんと深く掘り下げてしまいます。溝が深くなり、怒りの列車がそこから外れず、怒りがもたらす不快感と負担に耐えられなくなると、その怒りを投げ出すように誰かにぶつけるということを繰り返してきたのだと思います。以前、自分の中の仕組みがまだ見えていなかった頃は、こうした状態が頻繁に起きていました。

怒りなどの大きなマイナスの感情への対応については、私の中では１００％ブレーキか１００％アクセルしかない状態がずっと続いていたように思います。怒りを抑えようとブレーキを思い切り踏んでいる期間がしばらく続いた後、ある瞬間にブレーキペダルが急にアクセルペダルに変わってしまい、恐ろしい規模の怒りのアクセルを全力で踏んでいるような状態になってしまうのです。最近は、少し落ち着くための時間をとるタイムアウトという方法や、ブレーキとアクセルを少しずつ踏んだり交互に使ってみることなどを学ぼうとしている最中です。

コントロール魔

暴力を経験し続けている間、私自身がどのように努力しても願っても祈っても、暴力を受けるか受けないかを私がコントロールすることはできず、大きな無力感を感じ続けていました。そのような生活を強いられると、今度はコントロールできるものを見つけると、それがどれだけ小さなことであっても、まるでねじ伏せるような勢いでコントロールしたいという感情が出てきました。逃げ出した直後はとにかく何でもコントロールしようとしていました。

感情が大きく揺れる「感情の地震」が一旦起きてしまうと、私には止めることはできません。感情の地震が起こる前ぶれとなりそうな小さな地震（前震）が来るだけで、今のうちに何とかしなくてはと焦ります。自分をコントロールできないとなると、周りにあるものに「動くな!」と大声をあげたくなるような感覚になります。もし周りにあるものが動かなくなったとしても私自身がぐらついていることに変わりはなく、効果がないのですが、どうしてもそうせずにはいられなくなっていました。

私の場合、日常生活でそのような「前震」がひんぱんに発生していました。例えば、誰かにメールをした後すぐに返事がないと、「もしかしたら私が書いたことが気に入らなかったから返事がないのかも」「私を無視している？」などの考えにつながり、「前震」が発生し始めます。この状態が耐え難い不安定をもたらすので、何とかこの居心地の悪さを解消しようとします。それほど時間が経っていないのにメールの返事を催促したり、「なんですぐに返事をしないの」などの責めるような内容のメールを送ったりしていました。電話をかけた相手が話し中だと、電話が通じるまでかけ続けることもありました。

こういった「前震」は私の妄想であって、現実には安定して平和なところで生活をしているにもかかわらず、まるで地面が揺れ始めているように感じ、自分を守る態勢に入ってしまうのです。

時間のない時に限って、今しなくてもいいことを始める

私の場合、急いでいたり焦っていたりする時に限って、「今それをやらなくてもいいのでは？」と思われることをせずにはいられなくなる傾向があります。遅刻するかもしれないということがわかっているのに、どうしてもそのことをしなければいけないような気持ちにかられてしまうのです。この傾向は、他の☆さんたちと話をしている中で、自分だけではない

と発見し驚きました。同じような経験を持つ☆さんは意外といるのかもしれません。今でも理由ははっきりとはわかりませんが、家を出ることを億劫に感じていたり、気分が乗らない用事のために外出しなければならなかったりする時に、よく起きるようです。

困難に感じることすべてがトラウマに結びついているとは思いませんが、暴力にあう以前と比較してあまりにも大きく変化したと感じられる部分については、トラウマの影響と考えざるを得ないように思います。

コラム③

身体の感覚の麻痺

暴力によるひどい痛みを何度も経験しましたが、気がつくとあまり痛みを感じなくなっていました。身体が痛みに対して麻痺するような仕組みになっていたのです。

暴力から逃れた後も、身体的な感覚が麻痺したままだったように思います。例えば、逃げ出して5、6年たった１９９７年頃、道を渡ろうとしていた際に、停止しなかったバンに左からぶつけられたのです。スピードは出ていませんでしたが、衝撃で私は飛ばされ、ハンドバッグがさらに遠くに飛んでいったのを覚えています。私は倒れましたがすぐにすっくと立ち上がり、バッグから落ちてしまったものを拾い集めるとその場を立ち去りました。自分でも「車とぶつかったのに、痛くないって不思議だなぁ」と思ったことを何となく記憶しています。今そのときを思い返すと、去っていくときの私には感覚がなく、私の魂が数歩遅れてついていったように思います。私が立ち去る姿が見えるからです。その後も後遺症などはありませんでした。

彼の車に乗っていた時に、シートベルトを私につけさせずに、彼が車の速度を上げて次の瞬間に急ブレーキを踏み、ダッシュボードに体が叩きつけられたことは1章で述べました。そのときの痛みもかなりのものだったと思います。もし痛みを全部感じていたら、耐えられなかったでしょう。感覚を麻痺させることを生き延びる手段として使っていたのだと思います。

大きなケガをしても不思議ではないのに、実際にはケガをしなかったということは何度かあります。おそらく暴力を経験していたときは、必死で「このケガを早く治さなくては」「痛みなんかない！」と自己暗示をかけるようなことを繰り返していたため、身体の感覚がどんどん切り離されていったのだと思います。

先日、高校生のときに肉離れを経験した話をしていて「いまだに時々そのあたりがズキズキすることがあるのよね」と言ったところ、「なぜその後にもっと大変なことをたくさん経験しているのに、それらの傷や痛みは残ってないの？」と聞かれ、茫然としました。確かに、その後にあれだけのことを経験したのに、なぜそれらの痛みは戻って来ないのかわかりません。もしかしたら今なお封じ込めてしまっていて、いつかそれらの痛みがよみがえるということなのでしょうか。

　うつがかなりひどいときには、身体の芯が氷になったように冷たくなることがあります。そういうときには、いくら熱いお風呂に長い時間入っても温まりません。逆にお風呂のお湯がどんどん冷えていくような気がします。

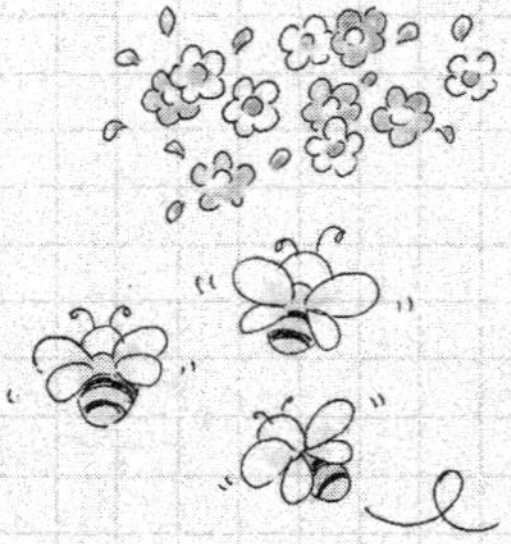

解離という「方法」

私は暴力にあっていた頃、生き延びるために解離という「方法」を使っていました。そのことを知ったのは、逃げ出して18年後のことです。

私がここで解離という言葉を使っているのは、医学的な概念で言えば、解離性障害の中でも「離人症性障害」と呼ばれる、自分の精神が自分の体から離れて、あたかも外部から傍観しているかのように感じる症状（『ＤＳＭ-Ⅳ-ＴＲ 精神疾患の分類と診断の手引き』米国精神医学会著より）についてです。私は解離を、トラウマとなる経験の影響から自分を守るために、身体と心を切り離す手段ととらえています。ここでも医学的な情報ということではなく、私がどうとらえているかを書きます。

私の場合は、耐えられない痛みや性暴力が始まると解離していたようです。解離することによって、私の精神や魂といった部分は私の身体から出ていくことができます。すると身体的な痛みや屈辱感を感じなくてすみます。多くの場合は、魂が私の身体を抜け出して空や天井のほうに昇っていき、上から自分の身体を見下ろしていたり、部屋の隅から自分を見ている状態になります。

最近、身体から魂が離れるときに魂は必ず身体が見える位置までしか離れないということに気づきました。解離という症状を把握している人にとっては当たり前のことかもしれませんが、私にとっては新たな発見です。「室内での暴力のときには天井あたりで留まるし、屋外の時にはもっと上まで上がるけれど、やっぱりちゃんと身体に何が起きているのかは見ていたんだ」という点に気づいたときに、「痛み・苦しさ・つらさから離れるために身体からは出て行くけれど、決して残された自分を見放してはいなかった」と、この解離という優れた方法に感心させられました。

おそらく人間は究極の経験を強いられたときには、解離のような手段を使って生き延びようとするのでしょう。今となって考えれば、私が解離し続けたため、4年半を生き延びることができたのだということが改めてよくわかります。

ただ解離していたことを認めるのは容易なことではありません。認める力をつけるまで18年もかかってしまったことには、それなりの意味があるように思います。解離を認めるためには、まず私が解離までしなくてはならないほどひどい経験をしていたということを認めなくてはなりません。多くの☆さんに共通していることではないかと思うのですが、自分の経験が本当にひどい経験だったということを認めるには非常に力が要ります。認められるようになるまでは、「そんなに大した経験でなかった」「○○さんの経験よりは私の経験はましだから」と否定してきました。

解離していた事実を受けとめる

私が最初に自分が解離していたということを知ったのは、2007年の秋頃でした。カウンセリングでEMDRというセラピーのセッションをおこなっている最中に、路地の奥でボコボコにされた時の記憶が蘇ってきました。EMDRとはEye Movement Desensitization and Reprocessing（眼球運動による脱感作と再処理）の略語です。簡単に説明をすると、カウンセラーが一定のスピードで指を動かすのを私が目で追うことで脳が刺激され、少しずつ私の中で見えてくるものなどについて話していく、というものです。

一瞬、彼の靴と地面が目の前に横向きに見えました。私自身が地面に倒れた姿勢で彼の靴を見ているからです。次の瞬間、映画のシーンが切り替わったように、空から撮影したシーンを見ているようなイメージになりました。私が空にいて、見下ろしたところに路地があり、その奥で私が倒れているのが見えるのです。私はなぜそんなふうに見えるのかが理解できず、カウンセラーに「私の身体が下のほうに見えます……まるで私が空からその現場を見ているようなシーンです。なぜでしょうか？」と尋ねました。カウンセラーは、「もしそのときに解離していたのであれば、上から見下ろしているような場面の記憶になるでしょう」と説明しました。

カウンセラーが説明してくれたことは、頭では理解できましたが、最初は受け入れることができませんでした。まず否定の発想が次から次へと出てきます。「そんなバカな……。私の経験がそれほど悲惨であるはずがない」「私はちゃんと生きてるし、解離なんてもっと大変な経験をした人たちが経験することで、私の経験はそれほど大変ではなかった……」と。しかし、いくら否定しようとしても、カウンセラーの言葉が頭の中をぐるぐる回っていますし、空からの描写について他の説明は全く思いつきません。

数日かけて、やっと「あの路地の出来事は確かに少し大変だったから、あのときは解離していたのかもしれない」と受け止めるところまでこぎつけました。しかし、カウンセリングに行くたびに、解離が「たったの1回だけ」でなく、何度も何度も繰り返されていたということを認めざるを得なくなりました。

否定したいという力が大きかった頃のカウンセリングでは、経験した出来事をカウンセラーに話しながら、1つの出来事を話すたびに「でも、そんなに大したことではなかったんですよ」という否定の言葉を何度もはさんでいました。自分の言動のおかしさには何となく気づいていたのですが、繰り返すのを止められませんでした。何度も同じことを言い続けた後、カウンセラーから、「『私が経験したことは大したことではない』と『私が経験したことは大したことではないと思いたい』のどちらのほうがぴったりきますか」と聞かれました。その瞬間、自分の奥のほうから熱い、そして深く重い悲しみがどっとこみ上げてきて号泣したことをよく覚えています。

あのときは本当に本当に悲しく、つらかったです。自分の中から湧きあがり、あふれ出てくる悲しみの大波に飲み込まれておぼれてしまうのではと思うぐらい大きな感情でした。その悲しみを経験することによって、昔の自分はとてもつらかったのだと今の私が理解してあげられた瞬間でもありました。

否定を少しずつ解除して、「もしかしたら解離していたのは1回だけではなくて、数回だったかも……」と認識し、ワークを続ける中で「数回ではなく、かなり頻繁に解離していたかも……」ということも認め、最終的には「4年半、ほぼずっと解離していた」というところにたどり着きました。ここまで認めるには大きなエネルギーが必要でした。どれだけ「大変な経験だった」と認めたくなかったか……。認めるのはとてもつらくて悲しいことです。

守りたいもののためにも使っていた解離という手段

4年半の間、彼とは一緒に住んでいなかったのですから、離れていた時間も結構ありました。では、なぜ4年半もの間ほぼずっと解離していなくてはならなかったのかというと、自宅に帰ったときには、ひどい目にあっていることを隠し通さなくてはならないと思っていたからです。

カウンセリングの中でカウンセラーから、「4年半の経験を学校での時間と彼と一緒にいた時間と家にいる時間の3つに分けるとすれば、それぞれの記憶はどれだけ残っていますか?」と聞かれて、このことに気づきました。真っ先に頭の中に浮かんだのは、大学の講義の様子や先生のこと、教室の様子、教科書の表紙、アートのクラスでつくった作品のことなどでした。彼と一緒にいた時間については、カウンセリングでいろいろな場面について話してきましたが、他のことを思い出そうとしても何の記憶も浮かびあがってこないのです。

一番驚いたのは、毎日家に帰ってからの生活があったはずなのに、家での記憶がほとんどない、という発見でした。家は私にとって安全な場所であったため、まさかその安全な場所での記憶が消えているとは想像もしていませんでした。「家は安全だったのに、なぜ記憶がないのでしょう？」と動揺してカウンセラーに質問すると、「家であなたはどのようにふるまっていましたか？」と逆に質問されました。私は「家では良い子、良い娘、良いお姉ちゃんといった存在でなければいけないと思っていたし、彼とのことについては絶対に親に心配や迷惑をかけてはいけないと思っていたので、いつも全く問題がないようにふるまっていました」と答えながら、とても悲しくなってしまいました。

もし私がどれだけひどい暴力にあっているか両親が知ってしまえばとても悲しむと思いましたし、暴力が私の家族に向くことだけは何としても避けたかったので、家族が暴力のことを知り私を彼から守ろうとする場面も避けなくてはならないとその頃の私は思っていました。ですから絶対に親に心配をかけないようにと決心し、家に帰るときにはあたかも楽しい日々を過ごしている様子でいようとしていました。つまり、彼からのひどい暴力の後に家に戻っても、家の中に入る瞬間にまた別の理由での解離が始まっていたのです。

恐ろしいことをされた後に家に帰されても、家に入るときにはまるで何も悪いことは起きていないように見せかけなくてはいけないと、家に入る瞬間から強制的に痛みやつらさを抑え込み、笑顔の状態に変えていました。今思うと、あれだけ大きなマイナス系の感情を毎日抑え込んでいたことに驚きます。大きな感情は感じることだけでもかなり消耗するので、感じないようにするために、そしてまったくそれを見せないようにするために解離という方法が必要だったのだと思います。

今も残る解離の瞬間

数年前に、人間の感情と表情の関連についての講座を受けました。講師はアメリカのＦＢＩやＣＩＡにも協力をしている人です。その時は、講師が「怒り」というテーマの顔の表情の説明をしていたのですが、12枚の写真を並べて「この中に殺意を持った怒りの表情がありますす」と言いました。私は瞬間的にその写真がどれかわかり、迷う余地なく確信しました。私はその表情を何度も見てきたからです。その写真の中の人物と目があった瞬間その写真から目が離せなくなって、自分がまるでヘリウムガスの風船のように自分の身体から出て昇っていくような感覚になり、解離し始めたことに気づきました。たまたまそのときは自分の解離に気づけたので、慌てて風船の紐を手繰り寄せるようにして自分を身体へと引き戻すことができました。解離の症状と格闘している間、「どの写真がその表情かについては捜査に関する情報なので教えることができない規則になっていますが」という講師の声が遠くのほうからぼんやりと聞こえてきました。他の参加者が「2番かな」「いや10番かも」などと話している中で、私がぼそっと「4番に決まっています」と言ったのが講師に聞こえたようです。「実際にこの表情を今まで見たことがある人は確信を持ってわかるようです」と言われたことが印象に残っています。

2007年に初めて性暴力の☆さんとして講演をした際には、講演の間ずっと自分が自分から去ろうとする感覚が続きました。話をしている最中であっても、直前まで自分が何を話していたのかがわからなくなってしまうのです。その日はレジリエンスのメンバーが横に座ってサポートしてくれました。記憶が消えるたびに「私、今何を話してた?」と質問することができ、何とか無事に講演を終えることができました。昔の傷つきを鮮明に記憶している部分の自分は、性暴力について思い出したり話したりすることをとても危険なことだと感じているようです。

時間の意味が理解できなくなる

どのレベルの解離を経験するかによって、日常生活に及ぼす影響は異なると思います。私自身過去を振り返ってみても、解離がひどかった時期の記憶が全くないことに驚くことが多々あります。また、記憶は消えなくても、時間の感覚が非常におかしくなってしまうこともあります。

今から数年前にデートDVの事件が大きくマスコミで報道されたことがありました。☆さんの目の前で☆さんのお母さんがBさんに刺されて殺されたのですが、その後☆さんがBさんと一緒に旅行に行ったことが発覚し、☆さんを責めるような報道があった事件です。朝、仕事で会議に行くために準備をしていたところ、テレビでこの事件を取り上げていました。その番組では、Bさんと以前つきあっていた別の☆さんがインタビューを受けていました。その☆さんの経験が私の経験と重なる部分が多かったため、その時点で解離が始まりました。その後しばらくはまるで水中にいるような感覚になってしまいました。会議は11時からで、レジリエンスのメンバーと待ち合わせをして一緒に行く予定になっていたのですが、まるで夢遊病のようになり、時間がさっぱりわからなくなってしまいました。時々時計を見てはいたのですが、時計の指している数字の意味がわからないのです。携帯電話の留守電に入っていた「来ないようだし、電話にも出ないので先に行ってますね！」といったメッセージを聞いた瞬間、はっと我に返ったように会議のことと時計の意味する時間とが結びつきました。

よほど大きな解離をしなければ、このように時間の感覚がなくなるということはないのですが、報道されていた事件は私にとって強烈だったようです。私がその事件や同じような事件に関して強く感じることは、旅行についていって水族館やビーチに行った☆さんの気持ちがよくわかる、自分にもなじみがある気持ちだということです。目の前で自分の母親を刺殺されれば、おそらく誰でもその後包丁を突き付けられなくてもBさんの言うことを聞くようになります。人の生命を奪うことをいとも簡単にできる人だということを目の当たりにし、生命の危機を身をもって感じるからです。Bさんが「旅行に行くよ」「海水浴に行こう」と言ったら、とにかく従います。反論はしなくなります。「反論なんかしたらどうなるか」という恐怖感が刻み込まれているからです。

トラウマと記憶の関係

記憶が消える

解離と記憶には大きな関連性があります。解離していたときの記憶は消えてしまうことが多いのです。後で戻ってくる記憶もありますが、一生戻って来ないものもかなりあると私は感じています。急に戻ってくるときは、フラッシュバックという形をとることがありますから、衝撃的ですし非常につらい思いをします。

なぜ記憶を失わなくてはならなかったのか？　それは、恐ろしい経験の記憶を抱え続けるのがあまりにも大変なことだからです。人間は基本的には過去の経験の記憶を持ち続けます。平和な出来事については、私も同じです。しかし、トラウマとなるような経験には重く大きすぎる感情が伴うため、恐ろしい体験の記憶がよみがえると、そのときの感情も同時によみがえってくることになります。その記憶を思い出すこと自体が危険になります。人間が自分自身を守るメカニズムとして、私を含めて多くの☆さんたちは自分の抱えているトラウマの記憶を持ち続けることができなくなったり、アクセスできない深いところまで押し込めたりしてしまうのではないかと思います。

トラウマの記憶がよみがえってきたときにセラピーが役立つのは、その記憶に伴ってついてくる恐ろしい感情を安全な形で見ていくことができ、それらの感情を別の感情に置き換えていくという作業ができるからです。過去の経験の記憶にとても重い感情が伴うのと、もっと抱えやすい感情が乗っているのとでは、その経験がもたらす影響はかなり異なってきます。

私の場合、路地の奥で暴力をふるわれ放置されたときの記憶に伴う感情は、絶望感、みじめさ、情けなさ、悲しさ、不安感、恐怖感などでした。確かに当時はそのように感じていました。しかし、カウンセリングでその出来事を見ていくことによって、そんな状況の中でも何とかして家に帰ることができたのは自分が頑張ったからだと思えるようになりました。身体の痛みだけでもしばらく地面に倒れたまま全く動けないぐらいひどいものでしたが、そこから起き上がって家に帰れたのです。路地の経験を思い出すたびに絶望感を感じるのではなく、「私、頑張ってたな」と思えるようになってきたことで、その経験が今の私にもたらす影響は変わります。思い出すたびにお腹を思いきり蹴られる感覚を再現することがなくなり、自分に対する評価も、「私って悲惨な経験してたんだ」という見方から「痛めつけられてもう残っていなかったはずの力を振りしぼって、帰る手段を思いつき、実際に帰れたなんてよくやったなぁ」と変わってきました。

私の場合、自分で「頑張ってたな」と思えるようになったきっかけは、ある人がそのように言ってくれたことでした。その人もトラウマを経験し、記憶が部分的にないのですが、今は社会的な地位もあり、多分世間ではまさかそのような経験をされてきたとは思われていないと思います。その人が私の昔の解離のことを聞いて「そこまで生き延びようとしてたってことだから、すごいことだね！」と言ってくれたのです。

今考えると、他の人たちも私に同じようなことを言い続けてきてくれたのかもしれません。きっと周りの人たちの応援の声が届くときと届かないときのタイミングがあるのでしょう。

また、そうした言葉をかけてくれる人に同じ経験があったことも、私の中でその声が響くようになった1つの理由だと感じています。そういった意味でも、世の中に「仲間」がいると思えることは大切だな、と感じます。

この頃ツイッターが気に入って読んだり書いたりしているのですが、そこで「あぁ、その通りだな」と思うツイートを見つけました。Asumiさんという方の「ネガティブから目を逸らしたポジティブより、ネガティブから見つけ出すポジティブの方が本物」というものです。ちょうど私が過去のネガティブな経験を直視し、その中でポジティブな面を見つけ、経験自体は変えられないけれど、その経験が今の私にもたらす影響を変えることができるということを実感し始めたタイミングで出会った文章だったので、一層共感することができたのかもしれません。

トラウマに関連する記憶だけでなく、日常生活の記憶が消えてしまうこともあります。逃げ出した直後に一緒に小旅行をした人の記憶が消えていました。数年後に再会した際、一緒に旅行したこともその人自身の記憶も全くなく、初対面と思って話をしてしまい、実は違うと聞いてひどく混乱してしまいました。数年前にも、講演に行ったことがあったのに「その県には行ったことがありません」と話してしまい、企画してくださった方から「いえいえ、来ていただきましたよ」と声をかけられたことがありました。こうした記憶の消え方はあまりに不自然で私自身驚いてしまうのですが、会った人や招いてくれた人たちを嫌な気持ちにさせてしまったと、本当に申し訳なく思います。

私の中の消えがちな記憶

私にとって一番打撃が大きかったことは、性暴力と宗教という2つのテーマの接点です。私はカトリックの信者として育ち、生まれてから20数年間、ほぼ毎週教会に通い続けていました。食事をする前には祈り、寝る前にも祈りを欠かさないようにして暮らしていました。教会での教えは私の細胞に刻みこまれています。教会の教えでは中絶は殺人とみなされており、自分が暴力にあうまでは教会の教え通りに考えていました。

自分が恐ろしい暴力にあい、中絶を選ばないと殺されるという危機感を感じたときに、私には自分の命を捨ててまで、それまでの信念をつらぬく力はありませんでした。どうしても生きたかったのです。中絶を決意した瞬間に私の中で大きな亀裂が走り、後述しますが、人格が分裂しました。私の人生は大きく方向転換して、まっしぐらに生き地獄のような穴に落ちていったようにも感じています。

２００６年に教会内で講演をおこなった際には、漠然とですが自分がバラバラと崩れ落ちかかっている感覚があり、一生懸命１つにまとめようとしている意識がありました。その講演では中絶の話をするつもりは全くありませんでしたが、直前に、教会内の指導的な立場で、この企画を安全におこなうために様々な気遣いをしてくださった方と会話をしたことで何かが私の中で変わり、それまでにはなかった力を感じることができたのでしょう。気がつくと、中絶をしなくてはならなかったときの話をしていました。

後日、講演録の作成のために、テープから起こした原稿が送られてきました。私が話したままの原稿ですので中絶のことも入っていました。非常に不思議なことに、中絶の部分については読んだ直後に記憶から消えてしまうということが起きました。後で、私の中の仕組みによって記憶が消されていくことがわかるのですが、当時は知らなかったため、「原稿には中絶の部分が入っていなかった。差し障りがあって削除されてしまったのだろう」と思い込んでいました。ところが、レジリエンスのメンバーから「さちさん、ここにちゃんと書いてあるわよ」と見せてもらい、ひどくショックを受けました。「きちんと読んだはずなのになぜ覚えていなかったのだろう？　私の脳はやはりおかしいのだろうか……」と悩みました。

講演録のプロジェクトは一旦停止となり、２年後に再開し再度同じ原稿が送られてきました。同じ原稿だと聞いて知っていましたし、自分が中絶の部分については極めて神経質になっているとも思っていましたから、今度は注意深く読んだつもりでした。読み終わって、隣にいたレジリエンスのメンバーに「また削除されてしまったみたい」とこぼした瞬間、彼女が固まったのがわかりました。ていねいに、「さちさん、ここ見てね。ここにちゃんと書いてあるよ」と言われたときには、大声で泣きだしたくなりました。あれだけ気をつけて読んだのに、なぜ次の瞬間にその記憶が全くなくなってしまうのか理解できず、自分が異常としか思えなくなってしまったからです。

数年後に自分がＤＩＤ（解離性同一性障害。後述します）であるということが判明してからは、私の中で「これはやばい！」と感じるような、強烈な打撃と感じるような出来事や感情においては、さっとそれらの記憶を取り除いて持っていってしまう仕組みがあることがわかりました。それがわかってからは、自分の中に「強烈な事柄だよ」と知らせてくれる警報のようなものをイメージし、その警報が私の中で鳴り始めると「今思っていることは次の瞬間に消える可能性が高い！」と気づける瞬間も出てきています。

記憶の消え方にも幾つかのパターンがあり、さっと誰かに持っていかれるような感覚のものもあれば、まるで手でつかんだ砂が指の間から少しずつこぼれ落ちていくような感覚のときもありますし、消えたこと自体に全く気づけないときもあります。抱えにくい「うつ」や「罪悪感」や「恥」といった大きな地震級の感情が起きる場合に、持っていかれるように消えることが多いようです。そういった自分の傾向に気づいてからは小さいノートを常に持ち歩いています。感情の地震が発生し始めたと気づいたら、そのノートに感じていることや感情の引き金となった出来事や考えを書きとめておくのです。案の定、メモに書いた直後にたった今書いた内容がきれいに記憶から消えてなくなっていくことを何度も経験しています。こうした記憶の消え方はカウンセリングのセッションの中でよく起きます。

ＢＡＳＫという考え方

前述した「こころのケア講座」に、ＢＡＳＫという概念を入れています。ＢＡＳＫとはブラウン（Bennett G. Braun）が提唱した概念です。出来事が記憶として貯蔵されていく仕組みと、解離を伴うトラウマが介在した場合にそれがどのように変化するのかを説明したものと私は解釈しています。「こころのケア講座」では、このＢＡＳＫの概念を自分の経験に当てはめ、レジリエンスなりの解釈で説明しています。ここで紹介したいと思います。

ＢＡＳＫは記憶に関わる４つの要素をあらわす英単語（Behavior, Affect, Sensation, Knowledge）の頭文字を合わせたものですが、４つの要素はあえて直訳せず、Ｂを出来事、

Aを感情、Sを身体的な感覚、Kを状況の把握、としています。

記憶のタンク（水槽のようなもの）があるとイメージしてみてください。このタンクの中にはいろいろなB、A、S、Kが日々大量に入ってきます。トラウマでない普通の出来事は、このB、A、S、Kの4つの要素が一連の形でつながって1つのBASKというかたまりとなり、記憶のタンクに沈んで過去のものになっていきます。

たとえば、道を歩いていて何かにつまずいて転んで、膝にすり傷を負ったとします。

B：出来事…………転んだ

A：感情……………自分に腹立たしさを感じたり、人の目を気にして恥ずかしかった

S：身体的な感覚……膝が痛かった

K：状況の把握………転んだのは段差があったからだ

このように全ての要素はまとまったつながりを持ち、1つの出来事の記憶として処理されていくのです。後で思いだそうとした時にこれら4つの要素は1つのまとまったものとして思い出されますし、時間がたてば自然と生々しさが薄れ、過去の出来事として新たな記憶の下に沈んでいき、自然に消えていくこともあります。

しかし、トラウマとなる経験は、B、A、S、K、それぞれひとつひとつの要素があまりにも大きく、強烈な影響力を持っているため、つなげることが難しくなることがあります。

1つの出来事としてつながってしまうと人間が抱え切れる規模を超えてしまうため、脳が自分を守るために本能的に備えている防衛の仕組みなのかもしれません。たとえば、殴られたり蹴られた、といった経験があった場合、

B：出来事………殴られたり蹴られたりした

K：状況の把握……きっかけはわからないし、何が起きたかわからない

という2つの要素だけがつながっているけれども、A：感情について思い出せなかったり、S：身体的な感覚の記憶が全くなかったりすることもあります。逆に、S：身体的感覚のひどいお腹の痛みや腕を引っ張られた感覚といったものは覚えているけれど、B：出来事について思い出せなくて、なぜお腹が痛かったり腕を引っ張られてパニックになったりするのかがわからない、ということも出てきます。

つながらない要素は「記憶」としてまとまって処理されることがなく、大きく生々しいまま残り、記憶のタンクの中でプカプカと浮いた状態になることもあれば、どこか深い部分に沈んでいってしまうこともあります。トラウマによって発生し、処理されない感情（A）は、つねにザワザワ感や落ち着かない感覚をもたらしたり、特にきっかけもなく急に大きすぎる感情（悲しみや怒り、絶望、恐怖など）となって押し寄せて来てフラッシュバックのような状態になることもあります。

私のイメージでは、トラウマ系の出来事に関するB、A、S、Kは、それぞれが大きすぎ、しかも強いマイナスのエネルギーを伴っているので、それらの要素を複数つなげると想像しただけで怖く感じます。私の記憶のタンクでは、トラウマの経験のB、A、S、Kはつながらないまま、何十年経っても未処理状態で個別に浮いているのだと思います。記憶が部分的にしか残っていないものも多数あれば、出来事とつながっていない強い感情や、肩にかけたショルダーバッグを引っ張られたときのように身体が感覚として記憶していることなどもありますし、いまだに状況を把握できていないものもあります。

部分的な記憶というのは、不自然な形でプツンと切れている出来事や、思い出せないこと、そして思い出せても時系列を使って並べることができないものなどです。1章にも書きましたが、車でしか行けないショッピングセンターに置き去りにされかかった際、私は彼を何とかして引き留めようとしました。すると、彼は警備員さんを呼び止めて「すみません、この女性は頭がおかしい人です。ストーカーなので連れていってください」と言い、私が連行されました。その時は、警備員さんに連れていかれる直前までの記憶しかなく、そこで昔の映画のフィルムがプツンと切れたように記憶が切れています。どれだけ思い出そうとしても、その後どうなったのか、どうやって帰ったのかということを全く思い出せません。

4年半の間、彼が5、6回引っ越しをしていたのは何となく覚えているのですが、時系列で住んでいた場所を並べることはできません。彼の住まいによく連れていかれてひどい経験を何度もしているので、なぜ思い出せないのか、自分自身に対するいらだちも感じます。平和な日常的な記憶や、安全、安心を感じているときの記憶は時系列に沿って思い出すことができるので、この4年半の場合だけは同じように記憶できていないことに大きな違和感を感じています。

感情についても、私の中に絶望感に伴う深い悲しみがありますが、どの出来事とつながっているのか明確にはわかりません。急にとても深い悲しみがこみ上げてきたりするのですが、何がきっかけとなっているのか、どこからこの悲しみが来ているのかがわからず当惑します。大きな感情が自分の中で津波のように押し寄せてくるときは急なことが多く、例えば、電車に乗っているときに突然涙が出てきたりします。

「あれは暴力だった」と頭では理解できている出来事であっても、そうした暴力を受けていた時の恐ろしさを感じられないものがいくつかあります。例えば、コンクリートの壁に頭を何度も打ち付けられたときや、動いている車から突き落とされたときのことは、「本当に恐ろしい体験だった」と感じ取ることがいまだにできません。そのような出来事を誰かに話すとギョッとされますが、なぜそのような反応になるのかが毎回不思議です。「だって、私の頭は割れなかったし」「車から突き落とされたときも骨折などしていないし」「もっとひどい暴力は世の中にたくさんあるし」などと否定する傾向が今でもかなり強いため、BASKのB：出来事の部分とA：感情の部分が結びつかないままなのかもしれません。ただ、友人が後ろに気をとられながら歩いていて電柱に頭をぶつけ、うずくまって涙目になっているのを見た時には、私の身体もまるでコンクリートのように固まった感覚になりました。私の中の一部はその強烈な痛みを知っているため、フラッシュバックのようになったのだと思います。

トラウマとなる出来事を記憶する難しさ

トラウマ系の記憶と平和で安全・安心なときの記憶はかなり異なっていることがわかります。何度思い出して考えてみても時系列に並べることができないトラウマ系の記憶に対する大きな苛立ちは説明し難い感覚です。記憶が不自然にプッツリ切れてしまったようになくなっている場合、どれだけその後のことを思い出そうとしても思い出せず悔しい思いをします。記憶を思い出せないだけでも非常にショックですが、☆さんがトラウマとなる経験を警察や法廷で話さなくてはいけなくなったときのことを想像してみてください。一生懸命思い出そうとしても思い出せなかったり、断言できなかったりすることで「信憑性がない」「つじつまが合わない」と否定され批判されてしまうことが多いのが現状です。

今、急に天井が崩れ落ち始め、とにかく逃げ出さなくてはならない状況が発生したとします。必死で逃げ出した後に、「天井が崩れ落ち始めたときに、天井のどの部分がどのように落ちてきたかを順序よく明確に説明してください」と言われて、明確に答えられる人は極めて少ないのではないでしょうか。多くの人にとって、そのときの恐怖感などの感情は覚えていても、経験した出来事をしっかりと記憶するのは非常に困難です。トラウマとなるような経験は、恐怖感や危機感などその時の非常に大きな感情を記憶に刻み込む作用がありますが、その際に出来事を同じように蓄積する仕組みにはなっていないのです。

世の中では、本人にとって大事な出来事であれば、その記憶は明確に残っているはずだ、という観念が一般的です。しかし、それは平和な世界での基準であり、トラウマ系の世界では当てはまらないのです。

海馬とアミグダラ

脳について研究が進み、脳の中の「海馬」と「アミグダラ」というそれぞれの部分の役割が解明されることで、私を含めて☆さんにトラウマとなる出来事があった時の記憶がなぜないのかがわかり始めました。様々なことがわかってきていますが、まだ未知の部分も多いようです。私には医学的な専門知識はないので、私が理解した形で簡単にまとめると、以下のような仕組みがあるようです。

海馬は基本的に出来事を記憶する脳の部分です。例えば昨日何をしたか、海馬が機能していれば覚えていられます。買い物に行ったのであれば、何時頃に家を出て、どこで何を買い、何時頃に帰ってきたかを思い出せます。海馬がきちんと機能していれば、出来事の始め、途中、終わりと時系列で明確に覚えていることができます。私は海馬をデータセンターのようにイメージしています。ニュースなどでNASAや交通管制センターの建物内部の映像が流れることがありますが、そのようなコンピュータや機械が多く並んでいる部屋のようなイメージです。そのデータセンターに、人が経験した出来事が整理され、データベースとして蓄積されていくというイメージです。

アミグダラは感情に関わる脳の部分で、特に恐怖感などに敏感に反応します。「危ない！」と感じた瞬間、アミグダラは危機状態にあることを瞬時に身体に伝達します。伝達するためにアドレナリンなどのホルモンを利用するので、心臓がドキドキしたり、膝や手が震え始めたり、汗がじわーっと出てきたりします。このアミグダラの機能は人間が生き延びるために非常に重要です。瞬時に危機対応できるようにつくられているので、人間は今まで何千年、何万年もの間、生き延びることができたのでしょう。

アミグダラが「危ない！」という情報を身体に流すことによって、人はどのような反応をするのでしょうか。少し前までは一般的に「戦う（Fight）」か「逃げる（Flight）」の2つの反応があると言われてきました。しかし3つ目の反応として、「固まる（Freeze）」というものがあることを忘れてはなりません。

なぜ長年、「戦う」か「逃げる」という2つの選択肢だけだと思われていたのかと考えると、多分そこには男性的な視点が反映されていたからではないかと思います。女性、男性と完全に分けることはもちろんできませんが、男性の場合は、危ない状況に置かれた際に「戦う」か「逃げる」という選択肢を考える一方、多くの女性は危機状態に置かれた際に、「戦う」も「逃げる」もなかなか思いつかないのではないかと思います。それは女性の能力のせいではなく、女性たちが育てられてきた環境に理由があるように感じます。

日本だけのことでは決してありませんが、日本では女の子は育つ過程で「我慢しなさい」「人に譲りなさい」「遠慮しなさい」「人のことを考えなさい」「空気を読みなさい」「控えめでいなさい」などといったメッセージを何度も聞きながら成長します。人とつきあう年齢になると「相手に尽くしなさい」といったメッセージも聞こえてきます。これらは常に「自分を後回しにしなさい」という意味を含んでいます。そのように育てられた女性が危険な状況にさらされた時に、「とにかく自分を優先し、相手を倒してでも自分のニーズを通そう」「私は大切な存在だから、何が何でも逃げよう」とは思わないでしょう。そう思わない女性たちに非があるのではなく、思えないように教えてきた社会に問題があると思うのです。

自分を最優先にすることを学ぶ機会がない人が暴力にあったとき、どのように反応する傾向があるかというと、多くの場合その場で固まります。この「固まる」「硬直する」という手段も大切です。例えば身体的な暴力の場合、身体が硬直しているほうが、筋肉などがゆるんでいる状態の時に比べて受けるダメージが軽減できます。私がコンクリートの壁に頭を打ちつけられた時には、地面に倒れた後に蹴られても、さらなる暴力にあわないよう気絶したように動かないことで危機を乗り切りました。また、表情を出さないように一瞬にして硬直するというのも、私の場合非常に有効な手段でした。

「危ない！」という情報を身体に流し、危機対応の体勢を取らせることができるアミグダラは、自分を守るためにとても重要な役目をしていることがわかりました。問題は、アミグダラが覚えていられるのは基本的に感情と身体的な感覚だけだということです。出来事は覚えていられないのです。

トラウマとなる経験は全て大きなストレスをもたらします。人はストレスを感じると、コルチゾールなどのストレス系ホルモンと呼ばれるものを分泌します。過剰なストレスによりコルチゾールが多量に分泌された場合、脳の海馬を萎縮させることがわかってきています。暴力などのトラウマを経験している☆さんの体内では、コルチゾールが多量に分泌され、海馬に影響をもたらすのです。

先ほどのデータセンターのイメージを使って考えると、トラウマとなる経験をしている時には、データセンターである海馬にコルチゾールが大量に流れ込んで、データセンターが水没してしまうとイメージできるかもしれません。実際のデータセンターが水没したら、蓄積されるはずだった情報が蓄積されなかったり、永久に失われてしまったり、部分的な情報しか残らないといった状態になる可能性が高いでしょう。海馬も同じことで、コルチゾールの洪水によって、トラウマをもたらした出来事の記憶が残っていなかったり、時系列で思い出せなかったり、一部しか思い出せないといったことが起こります。☆さんたちがなぜトラウマとなる出来事を記憶していないことがあるのか、理解できると思います。

トラウマとなる出来事が起きている時、出来事の記憶は担当している海馬がうまく機能しなくなるため蓄積されませんが、アミグダラは活性化されているので、アミグダラが覚えていられる身体的感覚や感情は明確に記憶として残ることがあります。☆さんの多くが、出来事自体は覚えていなくても、その時に感じた匂いや感触、あるいは恐怖感などは鮮明に覚えていたりします。それは、こうした脳内での機能がトラウマによる影響を受けているからなのです。

☆さんの支援をされている方は、今まで支援してきた中で☆さんの答えに戸惑った経験があるかもしれません。たとえば「何年前に結婚されたのですか？」と尋ねて、「さあ、3年前……、もしかしたら4年前かもしれません」というあいまいな答えが返ってきたときに、「なぜこの人はそんなに大きな出来事をきちんと覚えていないのだろう？ 普通、それぐらいのことは覚えているはず」と思うかもしれません。しかし、もしその☆さんが3、4年前から、或いはもっと以前から暴力を経験していたとしたら、結婚した日時を覚えていなくても全く不思議なことではありません。結婚という儀式よりもはるかに大きな出来事が☆さんの身に起きていたからはっきりとは覚えていないのだというように、相手の立場に立った見方が必要です。

多くの人がトラウマの記憶の特徴を理解し、現在世の中で無数に起きている二次被害（支援者や周囲の人たちの無理解や非難によって☆さんがさらに傷つけられること）を減らしていけるようにと願います。明確な記憶がなかった場合に☆さんを責めるというやり方は、改善していかなくてはなりません。「本当にあなたにとって大きな出来事だったのなら、なぜきちんと覚えていないのですか？」といった、二次被害を引き起こす発言を避けるためにも、多くの人が暴力の影響について学ぶ必要があると思います。

また、このような情報は支援者だけでなく、☆さん自身も知っておくと役に立つものだと思います。トラウマとなる出来事を思い出せない時に、「私はおかしくなってしまったのかもしれない」と不安になったり、自分自身を信じられなくなったりして、覚えていられなかった自分を責めてしまうことを防ぐことができると思うからです。

DID（解離性同一性障害）

私が多重人格⁉

セラピー（ＥＭＤＲ）によって自分が解離していたことがわかり、思い出す出来事についての感情を受けとめたり、新たな視点でとらえ直したりといったワークを進めていく中で次に発覚したのが、私は「解離性同一性障害」（Dissociative Identity Disorder：ＤＩＤ）を抱えているということでした。このことを受け入れるにも、非常に大きなエネルギー、踏ん張る力が必要でした。ＤＩＤは、以前は「多重人格障害」と呼ばれていたものです。

私はその時、多重人格の人というのは非常に特殊で、映画の題材になるような、好奇の目で見られる人たちという偏ったイメージしか持っていませんでした。アメリカではだいぶ前から映画やドラマで多重人格者のことを取り上げてきていますが、とらえ方は非常にセンセーショナルで、奇怪な行動をする人とか、詐病のように描かれていることが多々あります。

そうしたイメージしか持っていない状態で、私自身がＤＩＤであるという事実を認めるのは苦しいことでした。この時もやはり否定に走り、「私よりもっと大変な経験をしている人がＤＩＤになるのならわかるけれど、私がなぜ？」という発想が頭の中をしばらくの間ぐるぐる回っていました。しかし、自分の中を掘り下げる作業を進めれば進めるほど、自分がＤＩＤだと認めざるを得ないことが見えてきます。

私自身を守るための精巧なシステム

ＤＩＤであることに気づくきっかけは、２００９年の始め頃から私の中に死体があるというイメージが出始めたことでした。自分の感じるつらさの説明として、「私の中には死んだ自分がいて、その死んだ自分をいつも抱えているから苦しい」といったようなことを言い始めていたように思います。身体的にも、人を背負っているような重さを感じていました。うつになると私の場合、理由もわからないまま涙がぽろぽろとこぼれ始めるのですが、「なんで泣いてるの？」と聞かれて「わからない……でも私の流す涙は血なの」と言ったことが何度もあります。なぜ自分自身、死体だとか血だとか言い始めたのかはわかりませんでしたが、漠然と感じたことを私なりの表現で説明したのだと思います。今でも人を背負っているような異様な重さを感じる日は結構あります。この原稿を書いていてもだんだんと背中が重くなってきて、まるでモアイ像のように石のかたまりになっていく感覚があります。

その死体は実は瀕死状態で、私の中の別の人格なのだということが、半年後、カウンセリングの中でわかりました。昔、私が解離していくたびに身体と一緒にその場に残って身体的暴力と性暴力を受けていた人格でした。瀕死状態になってまでも他の人格が生き延びられるように自ら犠牲となってくれた人は、カトリックの信者さんだということを知りました。彼女は暴力を経験しただけでなく、教会の教えと性暴力の経験の狭間で苦しみ続けてきた人でもあります。この大きな苦しみや痛みを他の人格が抱えなくてすむようにするために、20年以上深いところで身をひそめながら耐え続けてきたのです。

その後もずっと自分の中を掘り下げる作業をカウンセリングでおこない続け、自分の内部にいる人格たち9人(2010年に2人が統合し、2012年にさらに1人が統合したため、現在7人ですが)と、お互い「出会う」ことができました。

一人ひとりを知るたびに、その人格がなぜ生まれたか、その人格の役目は何だったのかが見えていきます。見捨てられ不安を察知するための幼い子や、トラウマの影響を受けず楽しむことができる子どももいます。家族を安心させるために常に良い娘として存在する若い女性や、身体の年齢と一致するうつを抱えている人もいれば、他人とは全く会話をせず夜遅く出てきては勉強や仕事をこつこつとこなす年齢不詳の「こつこつさん」もいました。チームのリーダー的存在で「トラウマなど世の中にはない。でも、あると感じる人(人格)がいるのであれば、きちんと治療を受けるべきである」と主張する「左脳さん」もいれば、暴力を受け続けていた渦中のどこかで、スピリチュアルな存在に変わってしまった人格もいます。

自分でこのように説明をしていること自体を不思議に感じますし、正直、いまだにわからないことが多々あります。自分の中にある内部の世界は、知れば知るほど、そのシステムの緻密さ、精密さに驚かされます。私が今まで生き延びてくるために必要な要素が非常に精巧に組みこまれているシステムです。

人間には様々な側面があり、特定の人に見せる自分と他の人の前で見せる自分が異なっているというようなことは、ほとんどの人に通じることと思います。DIDの場合は何が違うかというと、それぞれの個性や特徴、経験した記憶、意見、口調、体調などが完全に独立していて、それぞれ全く違うということです。例えば左脳さんは「宗教などばかげている。昔は祈ることしかしなかったから、あんなひどい目にあったのだ」と主張しますが、瀕死の信者さんはボロボロになりながらも何十年もずっと祈り続けています。左脳さんは勉強が苦にならない人で学歴などについてもこだわりがあり、「理由・目的・責任」がモットーで、いつも自信たっぷりです。うって変わって身体の年齢と同じ「49番」（年齢が呼び名になっているので、毎年1つずつ数が増えていきます）は、いつも自信がなくうつっぽい状態でいます。左脳さんのように人前で自信を持って話すことは苦手ですし、注目を浴びること自体がきらいです。楽しむことができる子どもはやっと最近出番が増えてきた人格です。その子は唯一思い切り楽しむことができ、楽しむことが好きな人ですが、数年前まではトラウマの影響が強すぎて出番が非常に限られていました。49番は「楽しむってどういうことなのだろう……」と悩み続けていますし、左脳さんは「楽しむということ自体の意味がわからない。楽しむことの目的は何？」と言います。

ＤＩＤの世界はこのように、はっきりとそれぞれの人格が分かれているところが特徴です。左脳さんの知的レベルと49番のレベルは異なりますし、身体の症状も、楽しむ子は暑がりなのに49番は冷え症で寒がり、といったように全く逆になったりすることを知り、驚きました。

左脳さんは疲れを感じない人なので、寝ずに長時間何かに打ち込むことができますが、他の人格たち（特にうつを抱えている人たち）はそうなるたびに疲れてついていけなくなり、うつを悪化させてブレーキをかけるということが今まで繰り返されてきたことも、やっとわかりました。

多くの人は、当初私がそうであったようにＤＩＤのような障害について知らなかったり、間違ったイメージや偏見を持っているかもしれません。１人の人間の中に複数の人格がいるなんてありえないと思うかもしれません。私は、私が自分自身のＤＩＤのシステムを知ることによって、ＤＩＤが空想の世界のことではないことがよくわかりました。空想の物語ではこれだけ緻密でなおかつ矛盾がないストーリーを作ることは不可能だからです。私の中で新しい発見があるたびに、その新しい情報が今まで持っていた情報にぴったりと当てはまるのです。

例えば、最初に家族を安心させる役目の若い女性の存在を知ったのは、自分の中の世界を絵で表現してみたときでした。彼女が絵の中に登場してきたからです。しかし彼女が誰なのか、何が理由で生まれてきた人格なのかは、しばらくは全くわかりませんでした。絵を見る限り、とても上品そうなきちんとした身だしなみの人で、素敵な洋服やハイヒールが趣味なのがわかりました。のちにわかったのは、彼女は暴力にあっていた頃、毎晩帰宅して家に入る寸前に登場する存在で、いつもにこやかで穏やかにしていることによって家族を心配させないようにしていたということです。いまだにこの若い女性にはトラウマの影響の話をしても全く通じませんし、きょとんとしているだけです。彼女の役目がわかるまでは、私はなぜこの人格にはトラウマの話が通じないのかがわかりませんでしたが、今はなぜ彼女がそのような状態でい続けなくてはいけなかったのかがよくわかります。

余談ですが、私は逃げ出してしばらく経った頃から髪型はずっとショーカットにしています。意識的か無意識にか、どのレベルでの判断かは自分でもよくわからないのですが、彼に髪の毛をつかまれて引きずり回されていたので、2度とそのような目にあわないようにと短くしてきたように思います。そういったこともあり、最初にこの若い女性の絵を見たときに、自分で描いた絵なのですが、なぜこの女性の髪は長くて、黒ではなく茶色がかっているのか全く理解できませんでした。この女性の役目がわかってからは、暴力にあう以前の私がこのような髪型に憧れていたこと、この女性にとってはトラウマを否定し続けないといけないので、逆に髪を切ることができないことがわかりました。

自分の中にいつの間にかできていた非常に複雑なシステムを完全に理解することは難しいことかもしれませんが、少しずつ部分的に理解していくたびに小さな安堵感を感じます。

知ることによって自分の力に変えられる

それでも、最初はＤＩＤであることを認めるのにかなりの抵抗がありました。認め始めた頃はまるで自分の立っている地面が急にぱっくりと割れて私自身がその狭間に落ちていくような感覚がありました。今まで自分は地面に立っていたと思い込んでいたのに、「立っていたところには地面などなかったのですよ」と言われたような感じでした。今まで私が経験してきたことのどの部分が事実であり、どの部分が事実でないのかもわからなくなり、しばらくの間は大きな混乱の渦の中にいました。

今でも、時々「私はやっぱりＤＩＤではないと思う」と否定に走ることがあります。その都度、周りにいる仲間に「ほんとに私はＤＩＤだと思う？」と聞くと、私のことをよく知っている人たちは、毎回いろいろなエピソードを話しながら深くうなずきます。周りの人が確信をもって返事をしてくれることで、鏡の役割をして私の姿を見せてくれています。毎回私はＤＩＤであることを確認しているように感じます。否定の後に認めるという作業を繰り返すのは、かなりのエネルギーを使いますし、認めるたびにため息をついてしまうのですが。

私が自分自身のＤＩＤの実体を理解していくことによって、周りの人たちとの関係が徐々によくなってきていることは、ここ数年感じています。以前はなぜいきなり火山の噴火のように怒りが爆発するのかがわかりませんでしたし、そのような怒りをコントロールすることもできなかったので、怒りのターゲットとなった周りの人たちを傷つけてしまいました。

今では、見捨てられ不安を感じやすい子どもの人格が、ちょっとでも「自分は忘れられてしまっている」と思うようなことが発生すると、その子の傷つきを素早く察知する左脳さんが出てきて、原因を作っていると思われる外部の人に怒りの矛先を向けるといった仕組みがわかってきました。実際に起きていることは、例えば、私が送ったメールに対する返事がその日のうちに帰って来なかった、などの些細なことです。そのような出来事が子どもの人格には「私なんかどうせ忘れられてるんだ……」といった受け止め方になり、返事をしなかった人に対して左脳さんが「思いやりがない」と責めるという経過がわかってきたのです。

ＤＩＤは障害ですから、意図的に好きなときに選んだ人格になることはできません。コントロールがきかないのです。しかし、内部のシステムを知れば知るほど、どのようなつながりや仕組みになっているのかがわかり、引き金となりそうな要素を見分ける力がついてきます。私が私のことをより理解し把握していくことによって、周りの人たちとの関係を大事にしていくことができると感じています。同時に、今まで自分がＤＩＤであったことを全く知らなかったとは言え、その間何人もの人たちに大きな怒りをぶつけてきてしまったことについては、本当に申し訳なく思っています。

私がＤＩＤの症状を抱えていることは、ここ数年講座などで話してきていますし、秘密ではありません。ただし、私は心の傷つきをテーマとする活動をしていて仲間の理解を得やすい環境にいますし、講演などで様々なトラウマの影響による障害を抱えた☆さんであるということを話しているという珍しい立場にいるからこそ、こうした自己開示をしても影響が少ないのだということは自覚しています。

もし私がいわゆる普通の企業で働いているとしたら、職場で「私には7人の人格がいるので、たまにですが記憶が飛んでしまったり、朝言ったことと全く反対のことを午後に言ったりすることがあります。でも気にしないでくださいね」ではすまされないでしょう。ちょっとでも私がミスを犯せばＤＩＤという障害が原因とみなされる可能性は高いでしょうし、無理解な人たちが職場にいれば差別の対象となるかもしれません。私の場合は、自分のトラウマの経験を人前で話すことを仕事としていますし、よほどのことをしてしまわない限りはクビになることもない立場だからこそ、このようにＤＩＤのことを話せるのです。

多くのＤＩＤの☆さんたちは自分の状態を隠しながら生活をしています。なぜ隠さなくてはならないのか？　それは、世の中には差別や偏見があり、決して安全とは言えない社会だからです。安全な社会とは、誰かが自分の中の人格たちの話をしても「そうなんだ」とそのなのです。

まま受け止めることができる社会です。ＤＩＤでない人たちには理解し難いことが多いとは思いますが、理解ができなくても理解しようとする姿勢や、尊重を欠かさない対応が不可欠なのです。

私の周囲のほとんどの人たちは、私がＤＩＤであることに対して偏見なく接してくれるので、私はありのままの自分でいられます。弟や妹に話したときには「今まで５人きょうだいと思っていたけど、なんだ、十数人きょうだいじゃん！」と軽く受け止めてくれたのがありがたかったです。レジリエンスで大きなイベントがあるときに、49番が自信なさそうに不安がっていると、「だいじょうぶ。出番になると絶対左脳さんが出てくるから」と他のメンバーが励ましてくれます。ＤＩＤを抱えていようがいまいが、☆さんたちがもっともっと自由に自分らしく暮らせるようになるためには、☆さんの周囲の人たちが偏見や同情の眼差しで見るのではなく、一人ひとりを尊重しながらつながりを保つことが大切なのだと感じます。

自分がＤＩＤだと気づかずにいる☆さんたちともよく出会います。私自身がＤＩＤだとわかってからは、かなりの文献を読みあさり、学んだことと自分の状態を照らし合わせ、さらにカウンセリングで話すということを繰り返してきましたので、ＤＩＤの☆さんたちに気づきやすくなっているのだと思います。私は精神科医ではありませんし、本人には何も言いませんが、ＤＩＤの☆さんの多さには驚いてしまいます。多くのＤＩＤの☆さんたちが統合失調症と誤診され、合わない治療を受けているのをみると悲しくなります。ＤＩＤの症状については詳しくても、その背景にある暴力被害の経験についてまったく理解がない専門家も見てきました。繰り返されるひどい暴力の経験がなければ、人はＤＩＤにはならないと私は確信しています。ＤＩＤの☆さんたちは全員トラウマを抱えています。背景にある暴力との関連への深い理解がなければ、ＤＩＤの☆さんたちにより適切な支援をおこなうことは不可能だと思います。

統合が必ずしも目的ではない

ＤＩＤの治療が進んでいる国では、一昔前までは治療の目的は多数の人格を全て統合させる、ということでしたが、今では統合は必ずしも目的ではないと変化してきています。私自身１人のＤＩＤの☆さんとして、統合することが全てのＤＩＤの☆さんにとって目指すべきゴールでは決してないと強く感じます。結果的に人格が全て統合することで楽になる人もいると思います。しかし、私のように統合することは逆に避けたいと感じている☆さんも多くいます。確かに私の人格は９人でスタートし、現在（２０１２年12月）は７人になっていることから、2人の人格が統合したことは自覚しています。そのように自分が回復する過程で自然と統合することはよいことだと思う反面、残る7人を努力して統合させる必要性は感じませんし、無理に努力することは逆効果になるように感じています。

例えば私の場合、「宗教なんて馬鹿げている」と思う人と、常にお祈りをして宗教に安らぎと居場所を感じている人がいます。その2人がいつか統合する日が来るという可能性は極めて低いように思いますし、統合しなくてはならない理由も見当たりません。統合することよりも遥かに意味があることは、私の中にいる人格たちがお互いをきちんと認識し、コミュニケーションが取れるようになることです。

これは、一般社会の状況と同じです。政治的に価値観の違う党が2つある場合、それらが1つになることを目指すより、お互いを尊重し合いコミュニケーションが取れる関係性を築くことのほうが現実的です。時にはどちらかが主導権を握り、またあるときは他方が主導権をとることもあるでしょう。不得手な分野のことや、一方だけでは担当しきれないことに関しては、お互いに助けを求めて協力し合うこともできるでしょう。それと同じことだと思います。実際にここ数年、人格同士のコミュニケーションを意識した治療を受け、意見は合わなくても尊重し合えるようになってきたことで、私自身はとても楽になっています。むやみに統合することを目指す治療は、ＤＩＤの☆さんの内部に無理を生じさせる可能性があり、危険なものにもなりかねません。

世の中では確かに人格が1人のほうが多数派なので、複数の人格がいて日常生活にも支障をきたすなら1人になったほうがその人のためになるであろう、元々は1人だったのだから元の状態に戻すべきだ、という発想につながりやすいのも無理はありません。しかしその発想は、人格が1人のほうが「普通」で、複数の人格の人に勝るという考えが前提にあるようにも感じます。人格が複数いることと、日常生活で支障をきたす部分とを分けて考え、支障をきたす部分を減らしていけることを目的とするほうが、現実的で一人ひとりに合った治療になると感じます。それぞれ自分に合った生き方を認められる社会を意識し、一人ひとりが自分に合った生き方を選べることが大切だと思います。

「障害」とは「生き延びるための術」

この章で説明した症状だけでも、うつ、複雑性ＰＴＳＤ、ＤＩＤと大きな障害が3種類あります。そう考えて、「私は障害だらけの人間だ」と落ち込んでいた時期がありますし、今でもそう考えてしまう日には落ち込みます。しかし、落ち込むたびに、「『障害』としてとらえる見方もあるけれど、『力』として見ることもできるよね」と考えるようにしています。

過去の経験を振り返ると、解離や人格の分裂をしていなければ私は多分生き延びることができなかったように思います。そう考えると、こういった「障害」は「生き延びるための術」であり、どのような「障害」を抱えていようと、それは☆さんたちが実際に生きるために発揮する力でもあるのだと改めて気づかされます。

暴力にあったことによって大きな傷つきを抱え生活することが困難になるのは、極めて理不尽なことであることは言うまでもありません。トラウマの影響により障害が発生し、周囲の人とうまくいかなくなってしまうことも、元々は☆さんの非ではないのに、不公平なことです。障害の影響で悩んだり苦しんでいる☆さんが非難され批判される二次被害は、起きてはならないことです。非難されるべきなのはもともと☆さんに暴力をふるったBさんたちなのです。障害などを抱えながらも生きてきた☆さんたちの持つレジリエンスという力を社会が認識できるようになることを望んでいます。

DIDというテーマは非常に複雑ですので、また別の機会に詳しくまとめたいと思っています。

コラム❹ トラウマが周囲の人に与える影響

トラウマの影響によって、私がうつになったり、複雑性PTSDの症状が起きたり、警戒心などから怒りをぶつけてしまったりといった形で周囲の人に影響を与えてしまうことがあります。それだけでなく、何とも不思議なのですが、私のトラウマの経験をよく知っている人たちに、私の感じている身体の感覚や感情が移ってしまうといったことが起きています。

私の中の人格で、性暴力など一番恐ろしい暴力を全て経験した瀕死の人が現れると、普段から私のことをよく知り理解してくれている身近な人に痛みや身体の重さなどが移ってしまう可能性がかなり高くなるようです。私のイメージでは、この人格からはトラウマの影響がにじみ出ているような感じです。以前、この人格の絵を描いてレジリエンスのメンバーに見せたとき、彼女の目が痛くなってしまったことがありました。なぜかこの人格は彼女に何かを訴えたがるようで、何度も彼女は目の奥が痛くなったり、喉の痛みを感じたり、吐き気がしたりしています。

もう1人別のメンバーにもこの影響は届いてしまうようで、私の上半身が固まり始めて頭が異常に重く感じるようになると、その痛みがその人に移ってしまうことが何度かありました。最初は私の症状がその人に移ったとは思いもしませんでしたが、あまりにも何度も同じようなことがあり、彼女がしんどくなってしまうたびに私の痛みや重さがなくなっていることに気づき、私のトラウマの影響が他の人に移っているということに気づき始めたのです。

私のトラウマは、25年経っても私だけでなく他の人にまで影響を及ぼす力があり、それを思うたびに申し訳なくなり、落ち込みます。自分が欠陥人間であると感じてしまいますし、なぜこういった状態がいつまで経ってもなくならないのか、理不尽に感じてしまうからです。「もうこれ以上努力したって無駄だ」と思うこともあります。他の人ならタッタッタッと進んでいけるような人生という坂道が、私の場合はきつい階段やロッククライミングのように感じます。1日半歩ずつ前進しながら、大幅な後退をする日も多々あり、這ってでも進もうと努力するような日々です。なぜ何度もドスーンと落ちてはまた這い上がるところからやり直さないといけないのか、という葛藤を抱えながらの道です。それでも今まであきらめずに進んで来られたのは不思議であり、ありがたいことです。

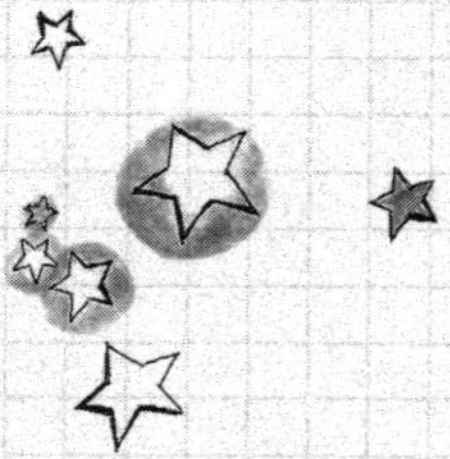

3章　私なりの「回復」

幸せになるとはどういうこと？

トラウマから回復するとはどういうことを指すのでしょうか？　私の場合、逃げ出した後の数年間は複雑性ＰＴＳＤの症状が一番ひどい時期でしたから、毎日生活することだけで精いっぱいで、そこまで考える余裕はありませんでした。とにかくトラウマを経験する前の自分に「戻そう」と必死でした。

どうやったら幸せになれるのだろう？　なぜ私の名前は幸子なのだろう？　これだけ自分自身を嫌っていたら幸せにはなれないのでは？　そうだとすれば、どのようにすれば自分のことを好きになれるのだろう？　そんな方法が書いてある本などはあるのだろうか？　といった疑問が次から次へと自分の中で湧いてくるのです。

しかし数年後には、「戻そう」という目標は自分に大きなプレッシャーをかけて焦らせるだけでなく、実際問題として不可能だということに気づきました。不可能なことを目指しても、届かない目標を達成できない自分に対する苛立ちや嫌悪感が増すだけです。

自分を好きになることによって自分を大切にすることができるということは、頭ではわかっていました。自分を好きになるためには、まず自分とは誰なのか、どんな人間なのかを自分自身が把握しなければなりません。暴力の影響によって、自己肯定感を含め自尊心をズタズタにされてしまった後は、一つひとつ、レンガを積み重ねるようにして自分についての理解を積み重ね、理解した上で自分にとってベストな方法を選ぶことが大切なのだということに気づいていきました。

こうして「どのようにすれば自分をもっと好きになれるのだろうか？」「変わってしまった自分自身とどのようにつきあっていくのか？」が私のテーマになりました。変わってしまった自分を責め非難するのではなく、受け入れるということです。頭では理解できるのですが、実行するのは困難です。自ら好んで自分を変えたのではなく、他人からふるわれた暴力によって傷つき、変わってしまった部分は好きになれませんし、問題が多く厄介な部分でもあるからです。

いまだに「これだ」という方法や答えはわかりません。何年もかけて必死の思いで毎日を生きていく中で、少しずつ感覚を取り戻していったり、自分の意見がわかったり、言えるようになったりという過程で、最初のステップとなる「私はどういう人なのだろう？」というところに向かっていったのかもしれません。

新たな出会い

キキの存在

キキは私のネコでした。彼から逃げて4ヵ月間避難した後実家に戻りましたが、自分が心身ともにあまりにもボロボロになっていたため、自分を癒してくれる存在として、前からほしかったネコを飼ってよいかと両親に聞きました。夜寝られなくなったり、悪夢を見て飛び起きたりしたときなど、誰も起きていないような時間でもネコがずっと一緒に私のそばにいて、その不安な時間を過ごしてくれると思ったからです。父はあまりネコが好きではないと知っていましたが、このタイミングだったらOKしてくれるかもしれないと思い、ダメ元で聞いてみたところ、OKが出ました。

さっそく保健所に出向くとちょうど子ネコたちのお遊びの時間で、十数匹の子ネコが遊んでいる部屋に入れてもらい床に座りました。すると、子ネコの中でも一番体が大きい虎ネコが1匹つかつかと私のところまで来て、「えっ？」と思っているうちにいきなり私の膝の上で丸くなり眠り始めました。本当に眠ってしまったのかしら、と思っていたときに、別の子ネコが真似をして私の膝に上がろうとしました。その瞬間、眠っていたはずのネコが片目だけ開けてパシッとその子の頭を叩いたのです。思わず笑ってしまいました。見かけだけならもっとかわいい子ネコもいましたが、膝の上であたかも何もなかったかのように狸寝入りを続けてまで自己主張をしている子ネコの性格に惹かれ、その子を選ぶことにしました。人なつっこく膝の上で寝てくれるネコがほしかったので、その点も気に入りました。それが私とキキの出会いです。

しかし、狸寝入りができるキキは私が思っていたよりうわてでした。家に連れて帰り、私の寝室で慣れさせようとしましたが、気が強いキキは抱かれるのはきらい、膝の上で寝るなんてもってのほかといった状態です。寝るときも一応私のベッドのどこかにはいますが、基本的には離れて寝ます。私の足が当たったりすると怒って床におりて寝てしまいます。私の弟妹たちが私の部屋に来るとキキは急に機嫌が悪くなり、部屋の入口のドアの外ぎりぎりのところに移動して、部屋の中にいる弟妹をにらみつけます。弟妹が出ていくと「やれやれ」と部屋に戻ってきます。キキは案外ドジだったのでよく椅子に乗り損ねたりしていましたが、そういったときに笑おうものなら怒ってプイっと家を出ていき、しばらくして戻ってきても「私は気分を害しています」と言わんばかりの態度で、名前をいくら呼ばれても振り向きもしない子でした。悪さをするたびに私がバスタオルにキキを包み（引っかかれないようにするため）説教すると、その後2、3日は私には見向きもせず、母のところに行ってこれ見よがしに甘えてみたりするのでした。

私がほしかった「膝に乗ったまま仲良くできるようなネコ」とは正反対の性格のネコだったことに最初はびっくりするばかりでした。また、常に知恵比べをさせられているようなところもありました。しかし段々と、なぜ当時の私にはキキのような「同士」が必要だったのかがわかってきました。気の強さ、絶対に自分を曲げない頑固さには笑わせてもらい、勇気づけられました。

キキはほぼ20歳まで生きてくれました。私がちょうどEMDRなどの治療を始め、数十年ぶりに慢性のうつが晴れた瞬間を経験できてから亡くなりました。そのタイミングはまるで、私がうつのもやに包まれた暗いところからやっと少し光が見えるようなところまでたどり着いたのを待っててくれていたようでした。「もう自分がいなくてもこの子はだいじょうぶだな」と言ってくれたような気がしました。私のほうが、だいぶ年上なのですが。

副学長との出会い

法科大学院に通い始めた理由は、彼に命令されたからということ以外には何もありません。結果的にその学校を辞めたくないと私が主張したことが引き金となって、私は逃げ出すことができました。4ヵ月間避難した後に地元に戻った際、休学していた大学院に戻るかどうかで悩みました。弁護士になることに興味がない私がそのまま通い続けても意味がないように感じた反面、彼にあれだけ「バカ」と言われ続けてきた私が大学院を卒業することができれば、私はバカではないと証明できるのでは、という気持ちが強くありました。その頃の私は特に自分のことがよくわからなくなっていましたし、自尊心を打ち砕かれたまま、自信をもつことも自分はバカではないと思うこともできませんでした。そこで、単位を取り卒業することが、客観的な証明になると考えました。今から考えると、勉強を担当していたのは「左脳さん」だったのだとわかりますが、私は大学院に通い続け、卒業することができました。

大学院に戻ってからは学校に通いながらカウンセリングにも行きました。きっかけは、学校に戻るかどうかを決めかねていたときに大学院の副学長と会ったことです。おぼろげな記憶なのですが、大学院に戻るべきかどうか相談するために副学長に会いに行ったのだと思います。数ヵ月間、急に休学をしなくてはならなくなった理由について説明し、私が避難した後、学校側では警戒態勢を取ってくれたことを聞いたように思います。私がそのとき感じていた危機感を察知し理解して対応してくれたことを、本当にありがたく感じます。

その会話の中で、多分私がうけた暴力のことを話したのだと思います。私はその部屋の隅っこから、副学長と私自身を見ていたような記憶があります。この場面でも解離していたのでしょう。会話の中で唯一はっきり覚えているのは、私の話をきちんと聞いてくれた後に副学長が言われた、「私も以前同じような経験をしたことがあります。その経験による傷つきをケアするために私はカウンセリングに通いました。あなたもカウンセリングに行くことを検討されてはどうですか」という言葉です。

私はその言葉を聞く瞬間まで、このような暴力を経験しているのは世の中で私だけだと思い込んでいたので、本当に驚きました。ましてや私のような学生ではなく、副学長という地位にいる人が同じような経験をしていたということは、ショッキングなことでした。副学長は、今まで他人に話したことはなかったが、私には話したほうがよいと感じたのです、とも言ってくれました。

その日の出来事は、私にとってまるで行き止まりにしか見えていなかった道が、先に続いていると発見したような感じでした。その後書店に行き、他にも暴力を経験した人がいるかもしれないという思いで暴力の体験談を検索してみたところ、そういった本がありました。次から次へと目からうろこが落ちていくような感覚でした。他の人たちが同じような経験をしているからといって自分の傷つきが軽減されるわけではありませんが、「世界中で私１人だけなんだ」と思い込んでいた頃の孤独感が消えて、「地球のどこかに仲間がいる」と思えた途端、新しい道が見えたように感じたのです。

人とのつながりは大切だと改めて感じます。Ｂさんは☆さんが孤立するように仕向けることが多いので、☆さんが回復していく過程で、Ｂさん以外の人たちと少しずつ健全なつながりを築いていくことが回復には不可欠なように思います。そうしたつながりを作っていくタイミングは人によって様々ですので、☆さん一人ひとりのペースやタイミングを大切にしていただければと思います。

副学長に２００８年の春に再会をお願いしたところ、快く、「スターバックスでコーヒーでも飲みながらお話ししませんか」という返事をいただきました。いままでの私の道のりについて話し、私に打ち明けてくださったことが私にとってどれだけ大きな意味があったかを伝え、お礼を言うことができました。静かに私の話を聞いてくださり、最後に「あなたが今日話してくれたことは、私にとって宝のようなものです。私こそあなたに感謝したいと思っています」と言ってくださったことは忘れられません。

様々なことを気づかせてくれたカウンセラー

副学長に勧められて校内にあるカウンセリングセンターに2年半の間通いました。カウンセリングセンターには複数の常勤のカウンセラーがいました。最初に紹介されたカウンセラーは男性でした。その人は私の話を聞いてはくれたのですが、大概の場合ただうなずくだけでセッションが終わってしまいました。何か物足りないと感じ、他のカウンセラーも試させてもらいたいとセンターに相談したところ、今度は女性のカウンセラーのセッションを受けることになりました。

この2人目のカウンセラーはとても明るい人で、いつもにこやかに私を出迎えてくれました。オフィスも明るく、すてきな絵が壁にかかっているような居心地のよい空間でした。私が話すたびに、紙に図や選択肢を目で見て理解できるように示してくれたので、トラウマがもたらすひどい混乱を少しずつほどいていけたと思います。例えば、円グラフをつかって自分の時間の過ごし方の配分や人間関係を振り返ったり、本棚に本をしまう例えをつかって自分を落ち着かせたり、様々なことを教わりました。その頃カウンセラーから学び、自分自身が試行錯誤してきたことをもとにして、現在レジリエンスの講座の中で伝えたり、本書や他の本に記しています。多くの人に役立ててもらえることを学ぶことができ、ありがたく思っています。

中でもキルトの例えは印象に残っています。カウンセラーがこのように話してくれました。「あなたの人生を一枚のキルトに例えてみてください。いろいろな経験をしてきて、それぞれの経験が1枚1枚の端切れの生地と想像したときに、そのキルトには数えきれないぐらいの端切れがついているでしょう。その中に、過去4、5年間の経験が真っ赤な大きな生地で継ぎ足されたようにイメージしてみてください。キルト全体を見ようとすると、どの部分に視線が行きますか？　そうです。真っ赤な生地のところに行くと思います。特に今の時期は、それは自然なことなのです。しかし時間が経てば、真っ赤は単なる赤に変わるでしょう。そしてその赤はそのうちピンクに変わるでしょう。そうやって色は月日によってどんどん色落ちしていきます。ある日気づいたときには、もともと真っ赤だったところも、他の生地のところとさほど変わらない感じになっているでしょう」

このキルトの例えは、私の心に響きました。当時、真っ赤な大きな生地が縫いつけられたキルトをイメージしながら「いつかはこの赤も目立たないピンクになるのだから」と自分に言い聞かせていました。

彼女は決して「〇〇すべきです」といった発言はせず、「〇〇という選択肢がありますし、

△△という選択肢もありますね。他には□□という選択肢があるかもしれません」というふうに、いつも決断は私自身ができるように丁寧な説明をしてくれました。とても視野が狭い状態でカウンセリングに挑んだ私にとって、あり得ない選択肢ばかりだと感じることがよくありましたが、私が「今あげられた選択肢はどれも私にはできません」と却下すると、なぜ私にとっては選択肢にならないのかについて話し合えるように会話を導いてくれました。私が「今の提案は私にはできるわけがありません」と却下しても、話し合いを続ける中で、「できるわけがない」ではなく「今までしたことがない」だけであり、「もしかしたら今後そのような方法を取り入れることができるかもしれない」と、少しずつ視野を広げていってもらったようにも思います。

「自分がいやなことは断ってもよい」ということも学びました。当たり前のことなのですが、その頃の私は自分がいやなことでも頼まれたら仕方がなく受ける、というように、断る術を知りませんでした。また、新たな方法をいきなり私に実際に試させるのではなく、カウンセリングの時間内でロールプレイなどをおこない、何度も練習させてくれました。様々な場面や状況を設定して、どのようにきちんと断るかを練習したように記憶しています。いわゆるアサーティブ・トレーニングのような訓練だったと思います。私にとってはとても貴重な体験でした。

彼女のところには大学院を卒業するまでの2年半ほど通いました。卒業式に駆けつけてくれて、お祝いの言葉と「よくここまでがんばりましたね」と言ってもらったことは、今でもとても大切な思い出です。いつも丁寧に、そして根気強く対応してくれた彼女に今でも心から感謝しています。『傷ついたあなたへ　わたしがわたしを大切にするということ』（梨の木舎）の巻末のアートセラピーの紹介のところに彼女の写真を掲載しています。

コラム5 心の支えになった大きな河

逃げ出した後の数年間、特に複雑性PTSDの症状がきつかった頃は、手当たり次第に少しでも楽になれる方法を試しました。つらくてつらくて涙が止まらない日には、車を運転し続けました。あてもなくとにかく運転し続けるのです。あまりにも遠くまで来ていることにハッと気づき、慌ててUターンして帰った日もあります。そういったドライブの経験の中で、大きな河沿いの道を運転していた日のことを思い出します。夕方から運転し始め、気づくと夜になっていました。ふと道路の横を見ると河の流れが真っ黒にしか見えず、急に怖くなって引き返しました。真っ黒な空間に吸い込まれてしまいそうな気がしたからです。

それでも、私にはこの大きな河が心の支えのひとつになっています。暴力にあっていた頃もよく渡った河で、夜は真っ黒でも、昼間はゆったりと穏やかな流れを見ることができます。その穏やかさが、自分のペースで人に惑わされない安定感のように感じられました。10代の頃からこの河の近くで育った私は、この河にいつも見守られているような懐かしさやあたたかさを感じます。

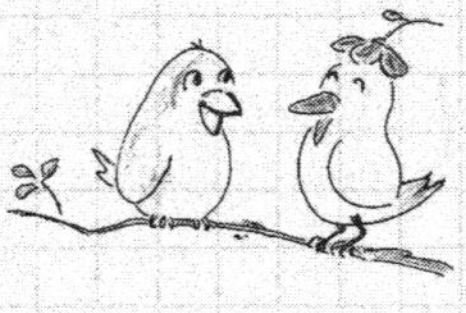

自分自身を知りサポートするために

「私」の専門家は私

カウンセリングに通い始め、自分自身を好きになる前提の、まず「自分自身を知る」というところから始めました。ここからは、私自身が人生を取り戻すために、自分自身を知り、暴力がどのような形で自分に影響を及ぼしているか理解しようと実際におこなってきたことを書きたいと思います。

ただし、気をつけていただきたいのは、これはあくまでも私自身の体験や方法であり、絶対こうしなければいけないとか、こうすれば必ずこうなるというものではない、ということです。自分の専門家は自分だということを忘れないでください。こうした本に書いてあったから、あるいはどこか相談に通っているとしても、本の著者や医師、カウンセラーの言うことが100％自分にあてはまるということではありません。

専門家の持つ情報は確かに多く有益でもあります。その人たちの意見を聞いて「なるほど」と思える場合はその意見を取り入れ、「えぇっ⁉　そうなの？」と思ったり違和感があったりしたら、保留にする、あるいは取り入れないなど、自分の感覚を大切にしてください。どんな専門家も「私」の専門家ではありません。24時間365日、自分とずっと一緒にいるのは自分です。私のことは私が一番よく知っているということを忘れないでください。

彼と私の関係の変化を振り返る

私の中でわき上がってきた大きな疑問は、「なぜ4年半も別れることができなかったのだろう?」ということでした。経験を振り返るたびに、結婚もしていない、一緒に暮らしてもいない、子どももいない関係の中で、なぜ私は4年以上もの間、逃げようともせず、ひどい暴力に耐え続けたのかが自分でもまったくわかりませんでした。

その疑問を整理するために作ったのが1~6の一連の図です。

図1ではつきあう人たちがそれぞれ自分らしさを保っている良い状態で、周りの人たちとも良好な関係にあることを示しています。そこには尊重と対等な関係があると言えます。それとは対照的なのが、図3のように暴力が発生している状態で、私の経験をイメージとして描いたものです。暴力が発生することで、対等な関係を示していた双方向の矢印は一方的な

ものになり、周りにいる他の人たちとの関係が次第に断ち切られていきます。Bさんが自分の支配を強化するために、☆さんが周りの人たちからの影響によって冷静な判断力を持つことのないように、周りの人たちに☆さんのことを悪く言い、また☆さんにも周りの人たちのことを悪く言うことで、☆さんと周りの人たちとの関係を断ち切っていくのです。☆さんは、自分が周りの人たちと親しくすることをBさんが好まず、暴力の原因になることを悟ると、暴力から自分を守るために周りの人たちと会うことを避けるようになります。自分の悩みを全部自分で抱え込んでしまうということになりやすいのです。多くの☆さんたちが孤立するのは、こういうことが原因です。

図2は、私が彼とつきあい始めた最初の1週間の状態を表しています。一見、図1のようにお互いを尊重しているかのような形でつきあいが始まりますが、それは相手に自分をよく思ってもらおうと下手（したて）に出ていただけだったのだと思います。ですので図1と違い、色を灰色がかったものにしています。

図4では、暴力が続くことにより☆さんがBさんの色に染まってしまうことを表しています。私の場合、自分の意見どころか表情を出しても暴力につながるため、自分の色を自分から消して彼にひたすら合わせようと努力していました。周囲の丸が薄い色になり点線がほとんど見えなくなっているのは、周囲の人たちとの関係が断ち切られて、☆さんが孤立して

いくことを表わしています。

ＤＶがずっと続くと図５のような形になります。☆さんがＢさんに支配されて一体化した状態を指し、Ｂさんは☆さんを自分の所有物と捉えるようになります。☆さんは無意識のうちに少しずつ自分の目や頭を通して物事を考えることができなくなり、Ｂさんの目や頭を通して物事を考えるようになってしまいます。

ＤＶの場合、周りから見てどう考えても別れたほうがいいと思える関係であっても、☆さん自身にそのことが見えない時には、支援者がどれだけ伝えようとしても伝わらず、かえって☆さんが相談に来なくなり、さらに孤立が深まるという逆の結果になることがあります。タイミングは人それぞれで、また別れることが必ずしも正解ではないこともあります。☆さんが病気をしていたり子どもがいたりして逃げることができない、他に行くところがなく、家族もいないという☆さんたちも大勢います。そこに留まり続けながらできるだけ安全に生活していくという選択肢もあるのです。一人ひとりがその時々に選ぶ答えが、その人にとっての正解になると思います。

結果的に、多くの☆さんは「離れる」ことを選んでいます。それは、結局Ｂさんが変わらないからです。「Ｂさんは変わらない」と☆さんが本当に気づき始めた時に、☆さんの中に離れる、別れるという選択肢が浮かんできます。しかし、この選択肢を実際に行動に移すことはなかなか大変なことです。

図6は、☆さんがBさんから離れた時のイメージですが、Bさんと一体化したところから引きちぎったような状態を表わしています。図1で示したような、自分の色を持ち、周りの人との交流もあるつきあい始めの頃の健全な大きな太陽のような丸と、この引きちぎられて丸にもなっていない状態を比べると、暴力によってどれだけ☆さんが影響を受けているのかが一目瞭然です。この状態は精神的にとても不安定です。☆さんは、別れた後で不安や孤立感などからパニック発作を起こし、思わずBさんのところに戻ることもあります。☆さんが何度もBさんと離れては戻る、戻っては離れる、を繰り返す、それがDVの特徴です。

私も、彼から最終的に逃げ出して避難する前に、何度も別れようとしました。しかしそのたびに、「殺してやる!」と脅されたり、彼と一緒にいない不安から過呼吸や不整脈といったパニック発作を起こしたりして、彼の元に戻っていました。その回数は十数回になります。

海外や国内の研究のデータでも同じ結果が出ています。☆さんにとって、Bさんから離れることは、高い崖の上から目の前の暗闇に向かって飛び降りることに等しいものです。下がどんな状態なのか、どのくらいの高さがあるのかもわからず、「飛んだほうがいいよ」と言われても、それが安全につながる選択肢にはなかなか見えません。ギリギリまでそこにしがみつき、飛ぼうとしては戻るといったことを繰り返すくらい、怖いことなのです。周りの人が代わりに飛ぶことはできません。☆さん本人が自分の意志で飛ぼうと思うこと、そして本人がそのタイミングを選ぶということが大切です。飛んだ後すぐに人生が良くなるということはなかなかありません。誰の人生であろうと、つらいことは必ず起きます。その時に「あの崖から私は飛びおりることができたのだから、この苦境も乗り越えられるはず」と思える実績にするためには、自分の意志とタイミングで崖を飛んだということが大切になってきます。周りの人ができることは、「もし、あなたが飛ぼうと思う日がきたら私たちは下で待っています」というメッセージを伝えることだと思います。

支援者がBさんの元にくり返し戻る☆さんをサポートし続けるのは、忍耐と根気が必要です。サポートをする側は、☆さんがBさんから離れることはとても難しいことなのだということをいつも念頭に置き、忍耐と根気と自分自身のケアを忘れずに、サポートをしていただきたいと思います。

好きなこと、嫌いなことを見つける

カウンセリングに通い始めた頃、「あなたは何をしている時が楽しいですか」と聞かれ、

図1

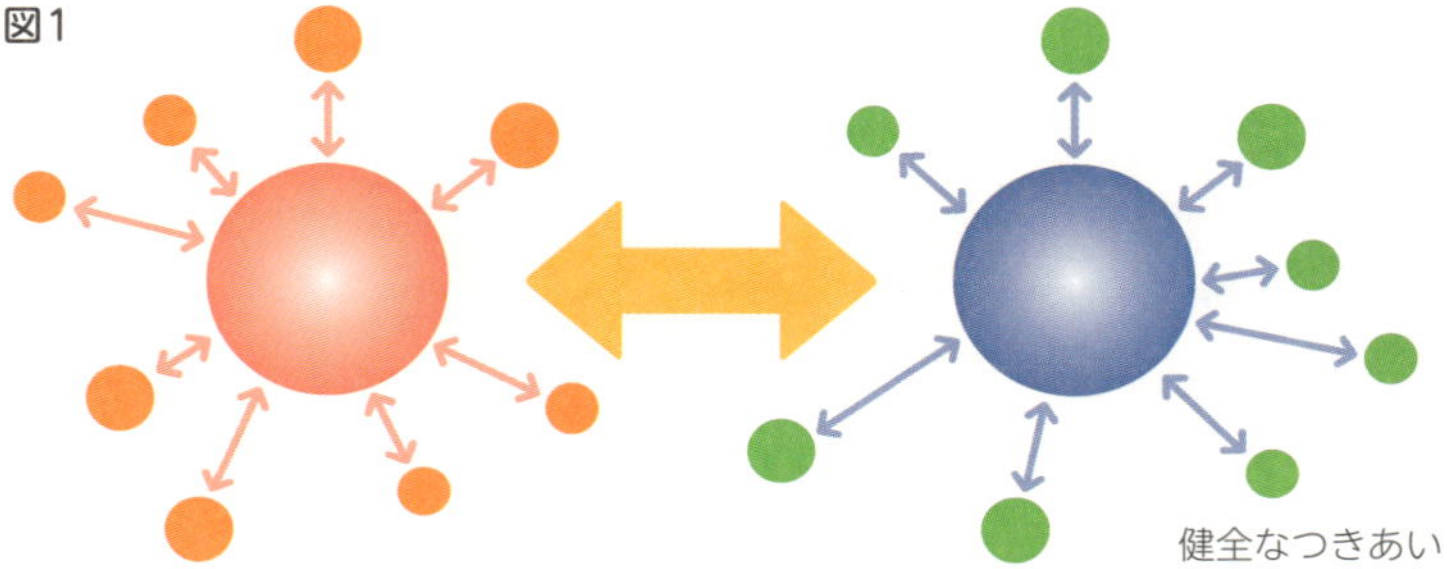
健全なつきあい

図2

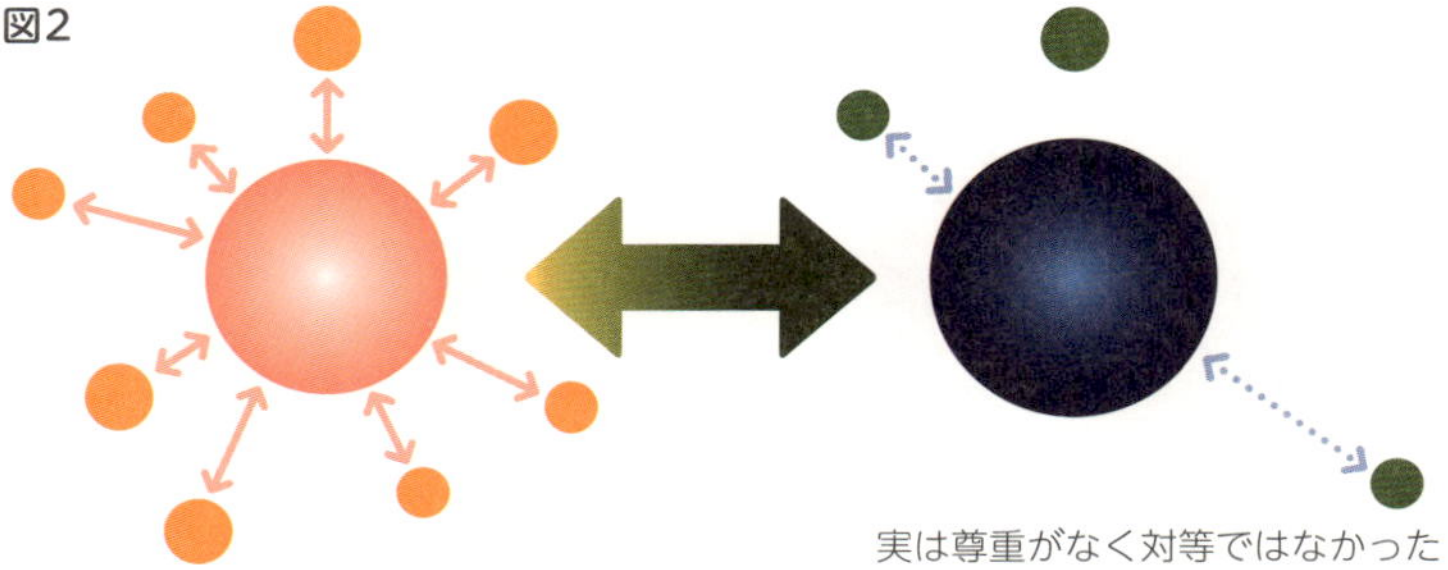
実は尊重がなく対等ではなかった

図3

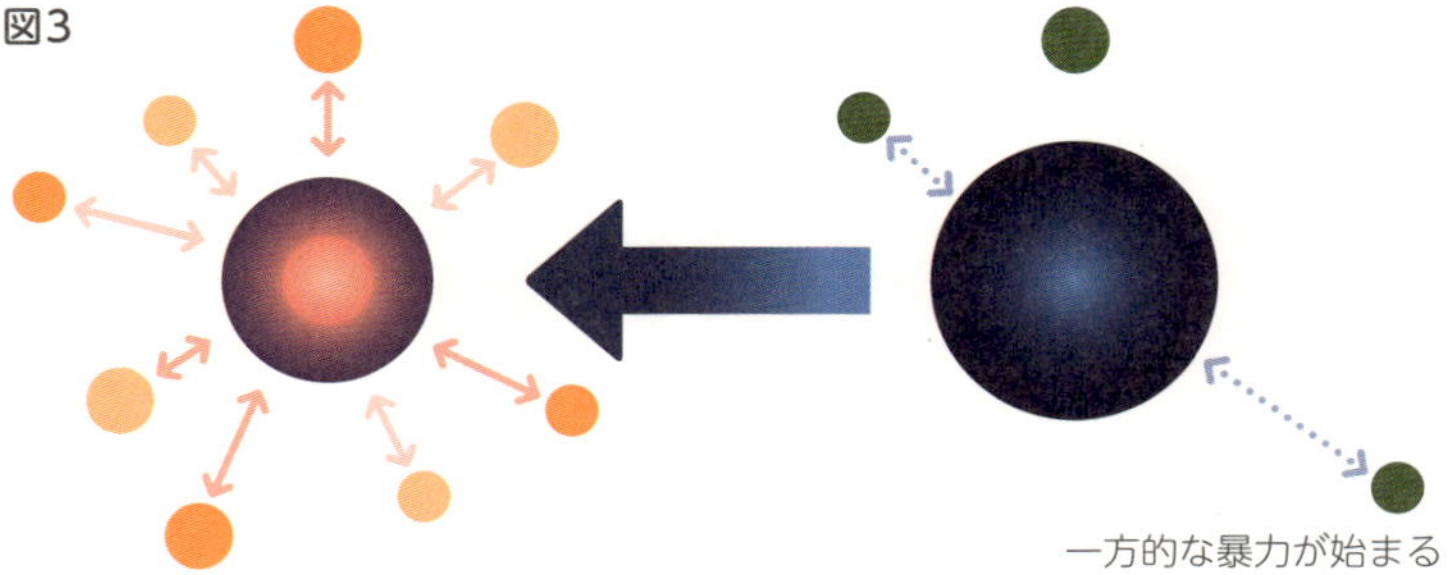
一方的な暴力が始まる

図4

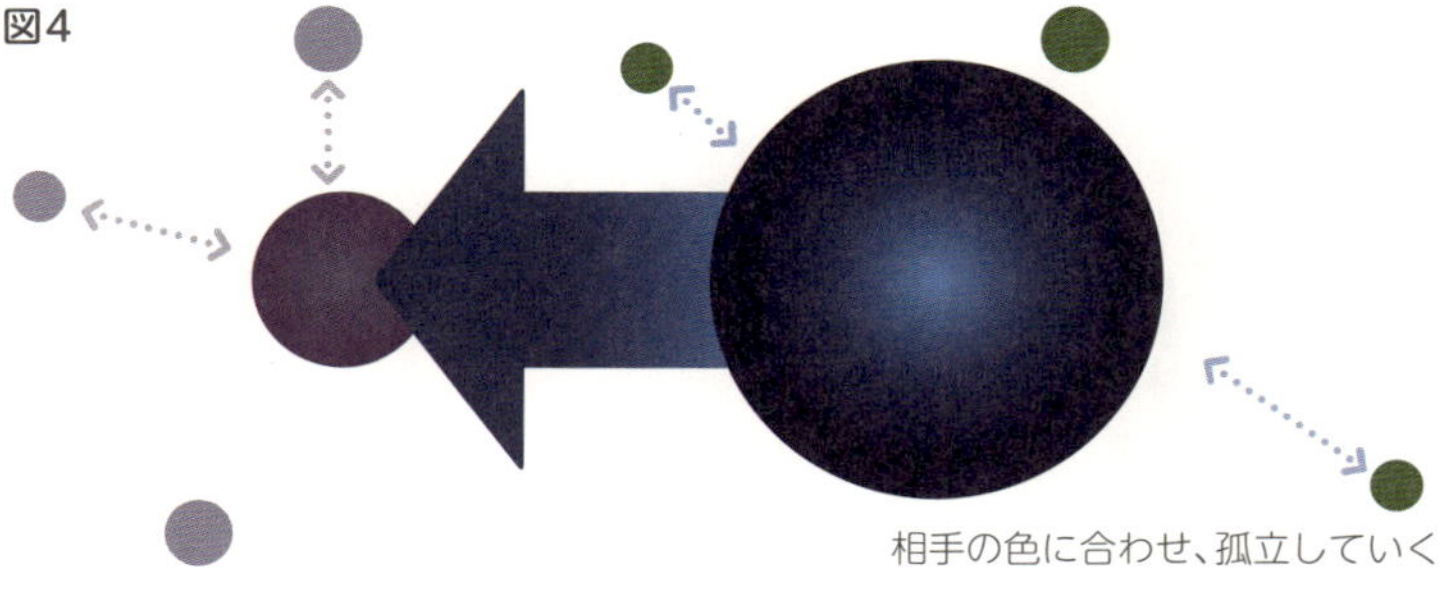
相手の色に合わせ、孤立していく

図5

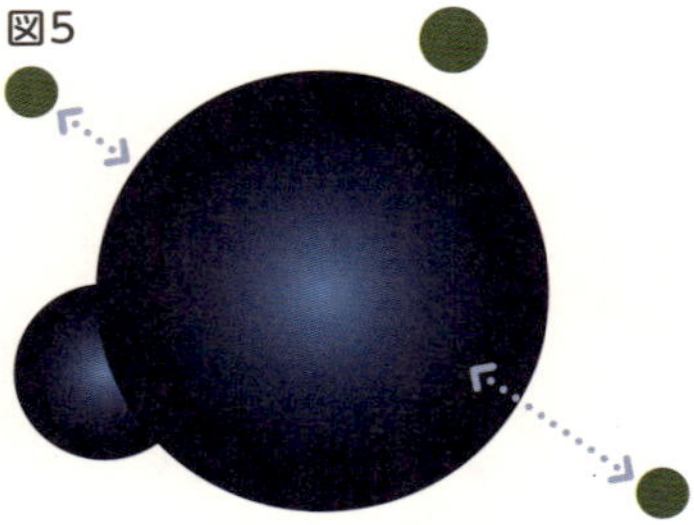

支配されて一体化した状態

図6

Bさんから離れたとき

図7

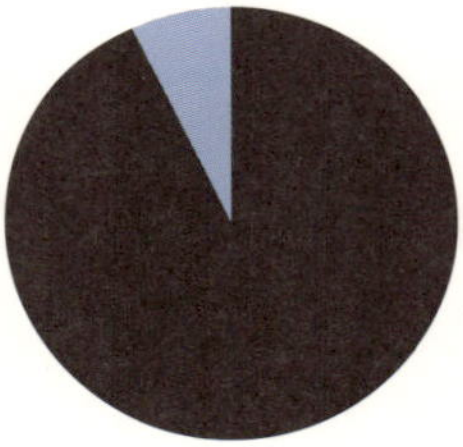

1日の大半がBさんで占められている

図8

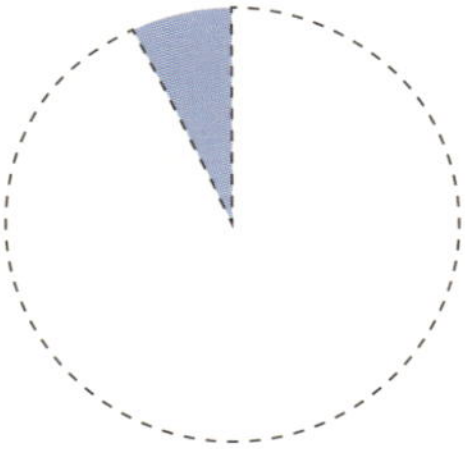

別れた後の不安定な状態

図9

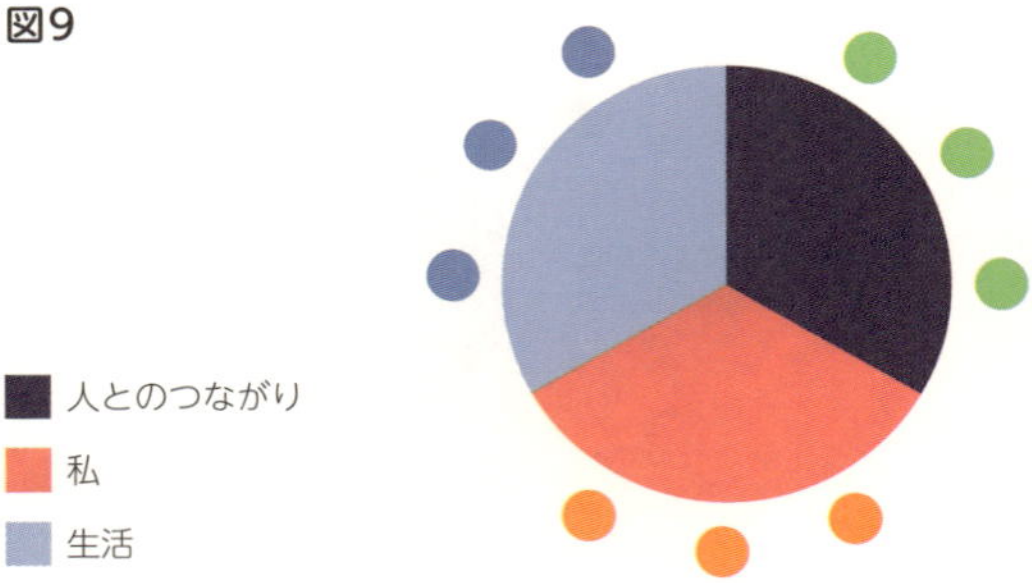

健全なバランス

図10

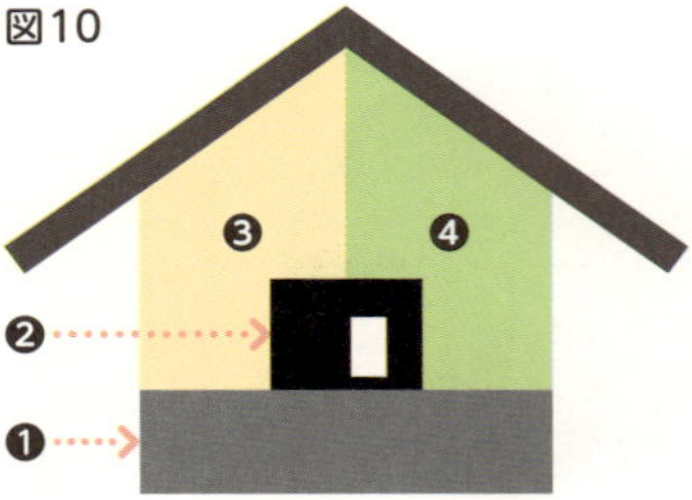

一軒家として考える

図11

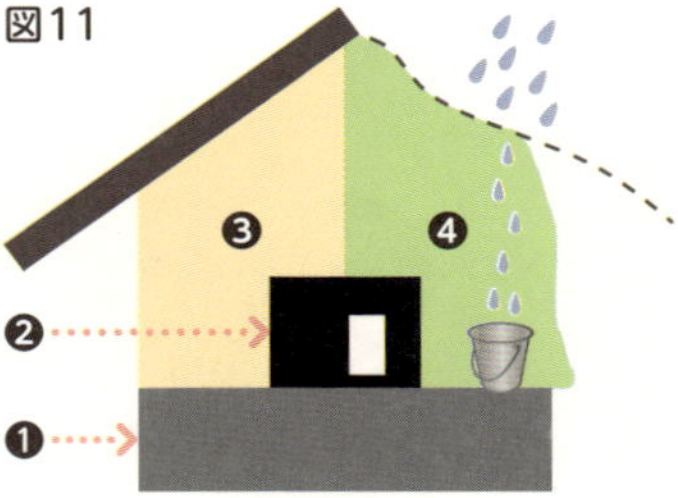

雨漏りする屋根の下にはバケツを置く

絶句してしまいました。幼い子でも答えられる簡単な質問だとわかっているのに、自分の中をどれだけ探っても「何をしていると楽しい」ということがわからず答えられないことが、悔しくもありました。

彼とつきあっていた時には、彼の顔色をうかがいながら「こんなことをして暴力をふるわれないだろうか、これなら大丈夫だろうか」とびくびくしながらの生活でした。私の生活の大部分は、「彼はどう思うだろうか」ということに占められていて、自分がどう感じるか、どう思うか、どうしたいかといった自分を基本にした行動はもちろん、考えることさえもできなくなっていました。

逃げ出した後は強烈な無力感におそわれました。自分が生きているか死んでいるかわからなくなってしまい、私の中の大きな部分がぽっかりとなくなってしまったような感覚になることがありました。今まで毎日毎日、彼の気にいらないことをしないように、彼から電話がかかってきた時にはすぐに出られるようにと気を張り詰めて生きていたのに、急に「これからは自由です」と言われても、何をしていいのか、自分が何をしたいのかなどさっぱり思いつきません。彼から自分を引きちぎるようにして離れた私の精神状態は、図6のように、自分の色がまったくなくなり、小さく、丸にもなっていないようなものでした。そうした私自身の状態を理解するために、カウンセリングで次のような説明を受けました。

図7〜9の3つの円グラフは、それぞれ私が1日の生活の中で割いている時間や気持ちの割合を表しています。図7の円は、私が彼と過ごしていた時のものです。私の1日は、ほとんどがBさんである彼に占められていたため、その部分を黒く塗りつぶしています。常に彼がどう反応するかを警戒し、一緒にいない時でも監視されているかのような生活でした。食べる、大学に行く、寝る、といった最低限の生活がほんの少し残っている状態です。

図8は、彼と別れてからカウンセリングを受け始めた頃の私の状態です。1日の大半を占めていた彼という存在がなくなり、何をしていいのかわからない、空虚感、孤独感で不安になる毎日でした。生きている実感を食べることだけで確かめているような時期です。

図9は、健全な状態を表しています。生活、人とのつながり、自分らしさの3つの要素をバランスよく持つ状態です。生活の部分は、食べる、寝るという最低限のことから少しずつ増やしていきます。私にとっては勉強、学生生活といったことでした。人によっては仕事や子どもの世話などがここに入ってくるかもしれません。彼によって壊されたり遠ざけられていた人間関係も少しずつ立てなおし、禁じられてきた自分らしさの部分、たとえば自分の趣味や自分の意見、自分の夢といったものを見つけ直していくことによって、バランスの良い生活にしていくことができます。まずはこの3要素の中にそれぞれ3つ、もしくは3人くらいずつ見つけられるといいですね、とカウンセラーに言われました。

私が「何をしていると楽しいですか」という質問に答えられなかったため、このセッションが終わるときに宿題を出されました。「来週のこの時間までに『楽しい』と思えることを３つ見つけてきてください」というものです。「楽しい」はハードルが高すぎると感じて黙り込んでしまった私を見て、カウンセラーが「楽しいとまでいかなくても、『悪くないかも』くらいでもＯＫです」と言ってくれたので、私はようやくうなずくことができました。うなずいたものの、この宿題は私にとってきついものでした。手当たり次第、普段はしないことをしなくてはいけません。新しいことを「危険」と感じてしまういつもの感覚を押さえこみながら新しいことに挑戦するのは、かなりのエネルギーが必要でした。

授業が終わった後、映画館に行き１人でボーっと映画を観てみました。その間は映画の内容に集中でき、現実逃避ができるので「悪くない」と感じました。数時間ひたすら車で走り続けること、１人でレストランで食事をすることも「悪くない」と思えました。ボーリングに行った時には、あまりに下手すぎて「楽しくない」と感じました。公園の芝生の上に寝そべると大地を感じ、その間自分が安定するように感じられるので「ＯＫ」でした。

結局「楽しい」ものは見つかりませんでしたが、この宿題のおかげで「悪くないかも」のカテゴリーに入るものがいくつかあると気づき、また「楽しくない」ものもわかったというのは、自分自身を知る一歩となり意義がありました。

コラム❻ トラウマティック・ボンディング

暴力は☆さんに混乱をもたらします。周囲の人から見ると「なぜ☆さんはそれだけひどいことをされているのに逃げないのだろう？」と不思議に思われることでしょう。☆さんがBさんの元にとどまる理由は様々で、いくつもの理由が複雑に絡んでいることが多いのですが、その理由のひとつにトラウマティック・ボンディング（トラウマの関係の中での結びつき）というものがあります。

パートナーシップに限らず友だち同士でも、お互いを尊重するというのは大事な要素です。２人の間に尊重があり、かつ、つきあったり結婚したりという親密な関係になれば、それは理想的なパートナーシップになります。しかし、親密になった2人の間で、一方から他方に暴力がふるわれた時、この関係には相互の「尊重」は実はなかったということが明らかになります。相手を尊重していれば、暴力をふるうということはあり得ないからです。つきあい始めの頃はBさんも相手に良く思われたくて優しく好ましい部分を前面に出していますが、つきあいが進むにつれて自分の思い通りに相手を支配する面が出てくるのです。

DVのある関係性の中で、Bさんは☆さんに対して暴力をふるいながら時に優しさをみせます。例えば、殴った直後に☆さんを抱きしめ、「お前のことが本当に好きだから、ついカッとなるんだ」「本当に真剣に思っていなかったらこんなことしないよ」などと言ったりします。☆さんにはそれが愛情の言葉に聞こえてしまい、暴力をどう受け止めていいのか混乱します。

Bさんは☆さんを危険にさらすことも、安全にすることもできます。暴力という炎を自ら上げる放火魔でありながら、正反対の優しい態度に豹変して自ら起こした炎をシュッと消す消防士にもなるというイメージかもしれません。Bさんが暴力をふるうことで、☆さんは「Bさんの思い通りにしなければ暴力にあうかもしれない」と不安や恐怖心をあおられます。一方でBさんは優しくすることによって、☆さんの恐怖心や不安を瞬時に解消することもできます。☆さんは炎が消えた瞬間に「今日はこれ以上ひどいことは起きないかもしれない」とホッと安堵します。炎を消してくれた消防士のBさんが、とても価値があり、頼りがいのある人のように見えてしまいます。

☆さんは自分の安全を自分自身でコントロールできない状況に置かれながらも、なんとか安全でいられる方向を探ります。暴力をふるわれるか安全に過ごせるかはBさん次第という状況で、☆さんは無意識に、Bさんに対して好意的であったり、協力的であったりすることで自分の安全を高めようとしているのかもしれません。もともと、つきあい始めた時の「好きだ」という感情がある上に、この「好意」や「協力」という「愛情」に似ている感情を総動員しているため、☆さんが「私は彼がいないとやっていけない」「彼には私が必要だ」「優しいときの彼が本当の彼だ」「やはり彼を愛しているから離れられない」と強く感じることはおかしなことではありません。

また、つらいことが多く発生する中でたまに優しくされると、その優しさの希少価値は高くなります。Bさんによって人間関係を断ち切られ、孤立させられている☆さんもいます。すると、「あの優しさを私に与えてくれる人と離れたくない」「あんなに幸せを感じられたのはあの人と一緒だったから」などと感じ、離れにくくなってしまうこともあるかもしれません。

これがトラウマティック・ボンディングという心理です。トラウマとなる状況下で被害者と加害者の特殊な結びつきが発生することがあるのです。Bさんと別れた後で、☆さんがパニックや過呼吸になった時などに、自分を助けてくれる人としてまずBさんのことを最初に思いついたり、Bさんの元に戻ったり、Bさんをかばったりすることがあります。周囲の人からは不可思議なことに思えるのですが、トラウマのある状況下では、人間は生き延びるためにこのような心理状態になるというメカニズムを持っているのです。

☆さんから「私が離れられないのは共依存だからでしょうか?」と質問されることがよくあります。☆さんがBさんから離れないことによってBさんの暴力を可能にしている、☆さん自身もBさんのそばにいることで自分の存在価値を感じている。Bさんが依存しているとともに☆さんもその関係に共に依存しているのだ、というのです。私は、それは違うと考えています。

共依存という言葉は、暴力をふるわれながらも逃げない☆さんにも非があると双方に責任を負わせる言葉のように聞こえます。しかし☆さんが何かをしようとしまいと、暴力を選択しているのはBさんであり、☆さんが暴力をふるっても良い環境を整えているわけではないのです。アディクション（嗜癖）の分野では共依存という概念が使われていますが、日本より研究や施策の進んでいるアメリカでは、DVについて共依存という考えをあてはめることは二次被害となると理解されてきて、今では使っていません。

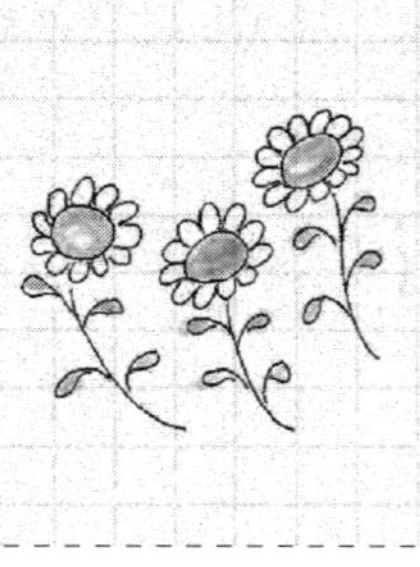

自分を一軒家として考える

自分を一軒家に例えて理解しようとした時に考えたのが、図10と11です。一軒家を4つの部分に分けて考えます。

①は家の土台の部分で、自分らしさを表している部分です。どれだけひどい暴力にあってもこの土台がなくなることはありません。暴力の影響によって、一時期隠しておかなければならないかもしれませんが、完全にはなくならないと私は思っています。

Bさんは、☆さんの「自分らしさ」を攻撃してくる人たちです。☆さんが自分らしく生きているのを見ると、どうやら不機嫌になったり面白くなくなるようです。それは多分Bさんの考え方の中に、☆さんの意識や視線が常にBさんに向いていなくてはならないという特権意識があるからだと思います。☆さんが楽しそうにして生き生きしているのを見ると、☆さんの目が自分（Bさん）以外に向いていると解釈し、激怒するのだと思います。☆さんが常にBさんを最優先にするように、☆さんが他の人や物に注目する余地を与えないようにとBさんは考えます。Bさんは、☆さんが少しでも自分らしいことをしようとすると潰そうとします。☆さんから自分らしさを表現する自由を奪い取ることによって、Bさんは☆さんへの支配を強化するのです。

自分らしさを出すたびに☆さんはBさんの攻撃にあうので、徐々に自分らしさを隠してしまうようになるかもしれません。「安全」と「危険」の選択肢の中で「安全」と思われるほうを選んでいるこの☆さんの選択は、自分自身や子どもを守ろうとする意志の強さ、力だと私は受けとめています。

私の場合も「自分らしさ」は危ないことでした。彼とつきあう前は、靴を集めることが趣味でハイヒールもかなり持っていました。彼は私がおしゃれをし着飾ったりすると「男と会ってるんだろ！」と攻撃を始め、私は自分の好きなことや趣味をどんどん手放していかなくてはなりませんでした。
②の部分は、私のイメージでは1つの部屋になっています。この部屋にはトラウマとなる経験の記憶がぎっしり詰まっています。
トラウマとなる記憶は思い出そうとすると、当時感じていた大きな感情が再現され、自分が過去に引き戻されたように感じます。☆さんたちは過去の傷つきを思い出すきっかけになりそうなものを避けようと必死になり、忘れようとすることがあるかもしれません。☆さんが何らかの理由で自分の経験を否定しているときには、この2番目の部屋のドアが絶対に開かないように、しっかり閉めて鍵をかけているようなイメージです。

しかし、どれだけ避けたり忘れようとしたりしていても、過去の出来事と似ていることが起きたとき、一瞬にして過去の苦しい経験の場に飛ばされたように感情が揺さぶられ、疲弊してしまうということが起きる可能性があります。自分の人生の中で起きた出来事は、消すこともできなければ編集することもできません。どれだけ直視することが難しい経験であっても、その経験が☆さんの人生の一部であることは残念ながら変えることができないのです。

☆さんにとって、自分自身のタイミングをみながらもいつかは自分の経験したことに少しずつ焦点をあてて、その時の感情や、暴力やトラウマが今の自分にどのように影響を及ぼしているかをとらえ直すことが必要です。過酷な状況を生き抜くためにとってきた自分なりの方法を振り返り、とらえ直していくという作業が大切になってきます。2番目の部屋も私という家の一部です。段々とその部屋の存在や、部屋の中に閉じ込めてあるものが気になり始めたときが、☆さんがその部屋のドアを開くタイミングなのかもしれません。

②の部屋に入っていくのが怖いときは、誰かにサポートしてもらいながら入るという選択もあります。サポートしてくれる人にトラウマとなった出来事のことを話すことなどです。話している間だけ、その部屋に入っていると考えるのです。ただし、サポートしてくれる人は安全な人でなくてはなりません。私の場合は、トラウマとなる出来事から20年以上たった今も通っているカウンセリングの場が、そのワークをする場となっています。カウンセリン

グは毎回1時間半なので、その時間はカウンセラーのサポートを得て、私にとって恐ろしいこの2番目の部屋に入っていくということを続けています。

ドアを開けて中を覗くのは、時間を限っておこなうほうがよいと思います。部屋の中にあるものを見てショックを受け、茫然とそこに立ちすくんでしまうことや、次から次へと記憶を取り出してきて、無意識に抱え込み過ぎてしまうことがあるからです。また、部屋から出たときにはドアをきっちり閉めるといったイメージも大切です。一度その部屋に入ったことで年中部屋のドアが開いてしまったかのように、中の記憶や感情について四六時中ずっと考え続けるのは好ましくないからです。

逃げ出した直後に通っていたカウンセリングでは、トラウマとなる経験を見直す作業を、本棚の本にたとえて説明してもらいました。「私の人生」という本棚にずらっと何冊もの本が並んでいるとイメージします。それらの本には今までの私の人生の経験が全て書かれていて、年代ごとに何冊かになっています。10代後半から20代半ばまでのことが書かれている本の中で、私にとってトラウマとなる出来事が書かれている章がいくつかあり、記憶が生々しいうちはそれらの章は読みたくもないし読もうともしないけれど、段々とその章が含まれている本の存在自体が気になり始めたときには、その本を本棚から取り出して、苦しかったときのことが書かれている章を読んでみるという説明でした。大切なポイントとして「つらい章をある程度読んだら、パタンと本を閉じて本棚に返すことを忘れないように」と言われました。トラウマのことが書いてある章には引き込まれてしまう可能性が高いので、没頭してしまうのではなく、時間制限をして思い返す作業をすることが非常に大切だと教えてくれました。私自身、夜寝る前に様々なことを次から次に思い出してしまったときに、本をパタンと閉じるイメージをしたことを覚えています。

③と④の2つの部分は、もともとはとてもよく似ていて、トラウマとなる出来事の経験により、同じように一旦ひどく壊されてしまった部分です。③と④の大きな違いは、トラウマを経験した後、少しずつこれらの部分を建て直そうとしたときに、③はだいぶトラウマ以前の状態に戻すことができたのに対して、④はいくら努力しても時間をかけても元の形には戻せないイメージです。

振り返ってみると、私は逃げ出した直後は、④の部分も③と同じように元通りにすることに必死になっていたように思います。しかし段々と、④はある程度回復はしても元の形に戻すことはできないと気づき始めたときはショックでした。そんな理不尽なことがあってはならないと思いましたし、その後も「何とかして元通りに戻してやる」と意地になっていた時期もありました。

ひどい暴力にあったことで失ったものや変わってしまったものが数多くあります。2章で述べたように、私は安全感を失いました。このように私にとって大きな喪失となることは④の部分に含まれています。暴力にあう前までは、安心、安全と感じられる場所がありました。しかし逃げ出した後、頭では安全だとわかっている場所で、どれだけ「安全だ」と思いこもうと努力しても、心から安心してリラックスすることはいまだに難しいのです。

トラウマとなる経験によって変わってしまった④の部分も、私の一部です。変わってしまった自分の新しい部分を受け入れることも大切になってきます。これは決して「失ったものはどうしようもない。どうにもできない」とあきらめることではありません。私にとって安全・安心を感じられなくなってしまったことは、とても理不尽なことですし、やりきれない思いに悲しくなることもしばしばです。しかし、深い悲しみや大きな喪失感があるからといって人生をあきらめてしまうのではなく、たとえ投げ出したくなったとしても、ぼちぼちでもいいから生き続けようと考えて前に進んできました。私は「がんばる」のは苦手ですが「ぼちぼちやる」のは自分のペースにあっているようです。

④の部分は③の部分と比べると弱いと感じます。一軒家の例で言えば、図11のように大雨が降ると③の屋根には問題がなくても④の屋根は雨漏りがします。弱くなった部分に対して、時には腹立たしくなったり苛立ちを感じることがあります。私自身、「なんで私、こんな弱っちくなってしまったんだろう?」と何度自分がいやになったことでしょう。自分のことが

いやでたまらなくなると自分の人生もいやになる、というように悪循環になりがちです。

弱くなってしまったと感じる部分であっても自分を責めたりするのではなく、見て見ぬふりをするのでもなく、変わってしまった部分を理解し、どのように対応すれば自分にとってベストなのだろうと考えることが新しい部分を受け入れることにつながるように思います。

大雨の例であれば、雨漏りしそうな場所にバケツを前もって置いておき、雨漏りの影響を減らすというイメージです。☆さんによってそれぞれ大雨やバケツとなるものは異なるので、一人ひとりが自分の心に問いかけ、「私にとって大雨とはどんなことだろう？　それに対して私が私のためにできることは何だろう？」と考えてみるのです。

私には大雨のエピソードが数えきれないほどあります。飛行機や新幹線に1人で乗る際に窓際の席に座れなくなりました。トラウマを経験する前は窓際の席に座り外の景色を見るのが好きでした。しかし逃げ出した後は、私が窓際の席に座り通路側に知らない人が座ると「出にくい」と感じ、それがすぐに「逃げられない」というとてもなじみのある感覚に変わってしまうことに気づいたのです。他にもビルやレストランなどのトイレが暗かったり建物の隅にあると恐くて入れなくなってしまったり、2階建て新幹線の1階に座ると駅のプラットホームにいる人たちの靴が私の目線と同じ高さに来てしまい、昔自分が地面に倒れていたときの経験と重なってつらくなってしまうことなど、きりがありません。

外から見て私が窓際の席でパニックになっていると気づく人は誰もいないでしょう。多くの人にとって窓側の席は良い席だと思いますし、少なくとも怖い席ではありません。恐怖で叫び出したくなる私の感覚やつらさを一体どのように説明したらよいのだろう？　他の人にはきっと理解してもらえないと考え込んで、孤立したように感じた時期もありました。

今思うのは、まず自分が自分を理解し、その上で私自身が私にとってベストな方法を選んでいくことの大切さです。窓際の席に座ってパニックになるというのは私にしかわからないことです。私のことを一番よく知っているのは私です。だからこそ、私が私を大切にする必要があるのです。私をケアするために私自身ができることはたくさんあります。雨漏りするとわかっていれば、自分でそこにバケツを置くことができます。私は仕事柄、新幹線や飛行機に乗ることが多いのですが、今、私が私のために必ずおこなうことは、1人で移動する際には必ず通路側の席を指定するということです。それが私にとってのひとつのバケツです。

デートDVの講演で高校や大学に行くと、恋愛幻想が強いことに気づきます。マンガや、テレビドラマ、歌の歌詞などに「絶対に君を幸せにしてみせる」といったセリフや、自分を幸せにしてくれる王子様的なキャラクターがたくさん登場します。若い人たちは恋愛についてメディアから情報を得ていることが多く、「自分を幸せにしてくれる人はどこにいるんだろう」、あるいは「自分が幸せにしなくては」と思う人もいます。しかし、自分を幸せにすることだけでも大変なのに、他人を「絶対に幸せにする」ことができる人は現実にはいません。

「誰かが幸せにしてくれる」「誰かを幸せにしなくちゃ」と考えていると外にばかり視線がいってしまい、自分を大切にする力に気づきにくくなります。自分を幸せにする力は自分の中にあります。自分のために自分がバケツを置くというのがこの力です。バケツの一つひとつは大したことがないように見えるかもしれませんが、小さなことを積み重ねていくことで「自分の力」を感じ、育てていくことができるように思います。

☆さんたちは自分を大切にし自分を優先することに慣れていないことが多いと思います。Bさんと一緒に暮らしていれば、まずBさんを最優先にしなくてはなりません。子どもがいる場合は、子どもの面倒をみなくてはなりません。すると、自分のことは後回しの連続といった毎日になってしまいがちです。「私のことは後ですればいいや」と思いながら一日が終わり、その頃には疲れ果てて、「明日やればいいから」と自分をなだめて寝るというパターンが続きやすくなります。しかし、だからこそ、☆さんは1日の中のどこかで自分を最優先にすることを検討してみてください。もしかしたら、それはお気に入りの喫茶店でお茶をすることかもしれません。お昼寝をすることかもしれません。その方法は様々です。数分かもしれませんが、その時間は他の誰かを優先するのではなく、自分のニーズを自分でひろいあげ、そのニーズに見合ったケアを自分に対しておこなってほしいと願っています。

音楽を聴き体を動かす

彼と別れた後、誰もいない家で大きな音で音楽をかけながら踊っていたことを記憶しています。誰もいないところで夢中になって踊っている姿は、もしかしたら不気味だったかもしれません。当時はなぜ自分がそのような行動を取るのかはわかりませんでしたが、「こうしたら少し楽になる」といった勘のようなものが働いていたのかもしれません。

なぜ当時あれだけ踊っていたのか、今振り返るとわかるような気がします。トラウマの影響というのは、私の感覚では、黒いかたまりのようなものが体の中に入ってきてどこかにつっかえてしまい、ずっとその場所に留まって悪影響を及ぼすようなイメージです。最近ソマティック・エクスペリエンスという、身体に閉じこめられたエネルギーを解放することでトラウマを癒すという方法があることを知りました。野生動物が危険にさらされていてもトラウマにならずに生きていけるのは、動物は体を動かすことで本能的にトラウマとなる経験のエネルギーを解放できるからだそうです。人間は脳が発達しているため本能的な方法をさえぎってしまい、トラウマのエネルギーをうまく解放できないというのです。これを知って、私が踊っていたのはおそらく本能的な反応だったのだと理解できました。大きな音を聞きながら体を動かすことによって、少しずつではあっても黒いかたまりを動かせているように感じたのだと思います。

今でもうつっぽい状態から無性に脱け出したくなるときには、カラオケで大きな声を出してみたり、家で大音量で音楽をかけたりすることがあります。難しいのは、不安感が大きいときにはなかなか大音量で音楽をかけることができないことです。音が大きすぎると誰かが近づいてきていても察知できないのでは、という不安が大きくなってしまうのです。これは、私が家でヘッドフォンをつけられないのと同じ理由です。両耳をふさぐことによって他の音が聞こえなくなるのが不安になるからです。同様に、シャワーを浴びていて急に不安になり、お湯を止めて耳を澄ませたことが今まで数えきれないほどあります。

最近はあまり運転しませんが、たまに1人で運転するときには、逆に大音量で音楽をかけなければ危険に感じることに気づきました。不思議だったのですが、思いあたったのは、運転中に大音量の刺激がないと、どうやら昔のように解離してしまうようだということでした。解離しながら運転をするのは危険なので、運転している意識を保つために自分に刺激を与える工夫をしなくてはいけないと、どこかの時点で学んだようです。

信頼している人に話す

暴力の経験を他人に話すのは容易なことではありません。自分をみじめに感じたり、話す相手がどんな反応をするか不安を抱えながら話さなくてはいけないからです。私が自分の経験を初めてカウンセラー以外の人に説明しようとしたときには、かなりきつく解離が生じたらしく、最初に「あのね」と言ってから何も言えなくなり、ふと時計を見ると2時間が経っていました。私がまた話し始めるまでの間、相手は2時間もの間、せかすことなく私のタイミングを待っていてくれました。

トラウマの経験を必ず誰かに話さなければいけないということではありません。とくに性暴力の話はなかなか他人に話せないテーマだとつくづく感じます。人に話す以前に、自分自身が経験した性暴力を直視することがあまりにもつらいからです。ただ、多くの☆さんたちが、信頼でき、安心できる人に話すことによって、トラウマの傷を少しずつ抱えやすい形に変えていっているということも事実です。☆さんはBさんによって人間関係を切られたり評判を落とされるなどして孤立させられ、安心して相談できる人がいない場合があるので難しいのですが、できれば全ての☆さんに話せる機会があればいいなと思います。

ただでさえ話しにくいトラウマの出来事やそれらに伴う感情について、勇気を出して話したときに、信じてもらえなかったり「大したことではない」といった受け止めかたをされてしまったりすると、「誰にもわかってもらえない」という絶望やあきらめにつながっていきます。元々の暴力＋無理解＝絶望、という方程式ができてしまいます。しかしこの方程式の「無理解」を変えれば、結果は変わります。私自身もつい最近これを実感したばかりです。

性暴力をテーマにした職場の内部研修会によばれ、自分が話す番が終わって会場の後方で次の方のお話を聞いていたとき、ふと前を見ると1人の参加者が携帯電話で画像のようなものを見ていました。最初はゲームをしているのかと思ったのですが、よく見るとポルノ画像を何枚も何枚もスクロールして見ていたのです。はじめは自分自身の目を疑い、これは現実だろうかと信じられませんでした。しかし携帯電話を取り出して見てはしまい、また取り出しては見るというのを繰り返すのを見て、すぐに主催者（その職場の責任者）を呼び、話をしました。責任者は私の話を聞き、ただちにその参加者と話をして厳重に注意をし、その参加者の今後の職務についての検討も始めてくださいました。

性暴力をテーマにした研修会で参加者がポルノ画像を見ていたというのは、非常に問題で腹立たしく、私自身もそこで経験を話した後ですからとても嫌な気分になりましたが、なぜか落ち込んだりうつになることもなく、逆に落ち着いたような感覚がしばらく続きました。

とても不思議だったのですが、振り返ってみると、職場の責任者の方が私の話を信じて、あいまいにせずにすぐに対応してくれたというところが非常に大きかったのだと思います。

☆さん一人ひとりにそれぞれのタイミングがあるので、話したいと思う時期や話そうと決める時期も異なってきます。自分にとって良いタイミングは自分にしかわかりません。できるだけ自分のタイミングに耳を澄ませてみてください。同時に、いくらタイミングが来ている、話したいと感じていても、思い出したり話したりするのは恐ろし過ぎて不可能だと思う☆さんも多いと思います。私自身も長いことそう感じて1人で苦しみを抱えていました。何がベストな方法なのかはわかりませんが、1人で抱えているにはあまりにも重くてつらい経験の記憶は、同じ経験をした人たちが集まるピアサポートグループなどの安全な場で話してみたり、ノートなどに書き出してみたり、文字だけでなく絵を描いたりして表現するなど、試してみてください。

もうひとつとても大切なこととして、自分の経験を直視したり人に話したりすることが難しい間は、人を支援するという仕事や活動は控えたほうがいいと思います。トラウマを経験したことでほかの☆さんに共感し、☆さんの視点を持った支援ができることは素晴らしいことです。しかし、仕事にしろボランティア活動にしろ、☆さんの支援をするということは、自分の経験したトラウマや感情、状況などを直視しなければなりません。自分のトラウマや感情にふたをして、目の前の☆さんと自分を切り離していたとしても、感情は刺激を受けています。自分自身の葛藤がつらくなって燃え尽きてしまったり、刺激をもたらすことになる☆さんに対して二次加害をしてしまう危険性があります。支援をおこなう場合は、必ず自分自身のトラウマのケアをしてある程度回復した段階で、かつ、カウンセリングなど自分のケアも続けながら関わっていくことが大切だと思います。

コラム⑦ 私を表現するアート

2012年に、アートセラピー作品を通じてDVやトラウマを表現する企画があり、都内で作品を展示する機会がありました。展示に向けて作品作りをレジリエンスで呼びかけ、10数人がそれぞれの思いを込めて石膏でマスクを作り、色を塗ったり装飾をした作品を展示しました。私も、私自身の全身の型をとり、彩色や言葉のコラージュを施したボディー・キャストを作り、展示しました。

以前マスクを作ったことはあったものの、全身の型を取るのは時間も労力も比べ物にならないほど大変でした。自分自身では型を取れないので、友人のアートセラピストに体に石膏を巻きつけてもらい、型を取ってもらいました。その間、私はじっとしていなければなりません。

最初に頭部の型をとりました。鼻と口に息継ぎ用の穴を開けたビニールをかぶり、短く切った石膏がついた包帯を、1枚1枚水で湿らせて頭部、顔、首に貼りつけていきます。石膏が乾いた後、頭の後ろをはさみで切り、脱ぐようにして石膏の型を外します。上半身、腕、手、下半身、足と同じように作業を繰り返し、型をとるだけで数日間かかりました。

体の各パーツが揃い、それらをつなげていきました。バランスが崩れて頭が落ちてしまわないように、上半身がきちんと下半身の真上に来るようにつなげるのは想像以上に難しい作業だったので、友人がほとんどしてくれました。

全身がつながった後は表面を装飾していく作業で、これは私が全ておこないました。色や模様が異なる薄い紙を手でちぎり、貼りつけていきます。どの部分にどのような紙を貼るのか、感覚を頼りに進めていきました。右腕に強い調子の柄やきつい色の紙を貼っている傾向に気づき、はっとしました。私の右腕にトラウマとなる記憶が残っていることを、無意識のうちに表現していたのだと思います。

様々な色の紙を貼った後、雑誌などで見つけた英単語を切り抜き、貼っていきました。どの部分にどの単語を貼るのが適切か、迷うことなく自然とわかることに驚きました。右腕や右足には苦しみを表現する言葉が選ばれていきました。そのプロセスを、まるで他人の行動をそばで見ているように、観察していました。

頭の左側に「Why?（なぜ？）」や「Ready to rethink（考え直せる状態）」という言葉を貼らなくてはならないと感じたのは、左脳さんの存在を表しているのかもしれません。胸部には「Hurt（痛み）」と「Miracle（奇跡）」という言葉が近くに並んでいます。しっくりと感じられる配置を自分の心に問いかけていく時間で、自分自身をさらによく知る貴重な機会となりました。

最初から最後まで一緒に作業をしてくれた友人が、ブルーの糸を幾重にも巻いたハートを作ってくれました。それを両手で大事に抱えるポーズで完成としました。

私自身のトラウマと、トラウマの影響が変化していくプロセスを表しているこのボディー・キャストを、表紙と裏表紙で紹介しています。

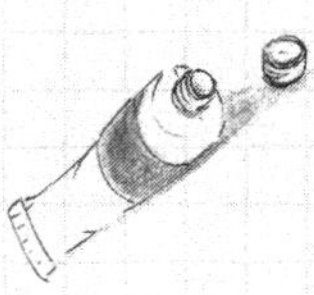

冬眠でエネルギーを蓄える

逃げ出してから2年半はカウンセリングに通いましたが、その後引っ越したり転職するなど生活環境が変わったため、10年間はトラウマのケアを意識しておこなうことはありませんでした。仕事は、心理や社会福祉といったトラウマに関連するようなこととは無関係な職についていました。実際はひどいうつ状態だったのですが、それがトラウマから来ていることを否定しながら、トラウマの影響を感じないように生活していたように思います。自分の抱えている傷つきと向き合うためには勇気とエネルギーが必要になります。その時期は私にとっては冬眠のような時期で、マイナスレベルになっていた自分のエネルギーを充電し蓄える時間が必要だったのかもしれません。

不足していたエネルギーが冬眠期間中に少しずつ蓄積されやっと少し動けるようになり、DV、虐待被害の☆さんやトラウマを抱えた人を支援する活動を始めようと思った頃から、私の中で新しい変化がありました。自分自身が抱えているトラウマの影響と向き合う時間が増え、本当の自分がどれだけ傷つきを抱えているかを再認識するにつれて、自分のアイデンティティに関わる要素の多くがトラウマに関連していることに気づきました。周りの人たちにも本当の自分を知って理解してほしいという思いが大きくなっていきました。

世間では、トラウマのことを知っている人、よく理解している人たちは多くありません。冬眠の時期に出会った人たちとは、なかなかトラウマに関する話ができないことに気づきました。私が経験した暴力について「でもやっぱり被害にあっていたら、離れようと思ったら離れられるでしょ？」と言われたこともありました。このような会話になると傷つき、悲しくなってしまいます。説得するのも難しく気力も続かないため、その人とはトラウマの話をしないようにするなど、少し距離を置くようにしてきました。逆に、トラウマの話を理解し受けとめてもらえた時や、一生懸命わかろうとしてくれた時には、こんなぼろぼろな自分でも「それでいいんだよ」と言ってもらえたようであたたかな気持ちに包まれ、信頼関係が生まれます。そうした体験を通して、私自身を知ってもらおうと話をするときには、トラウマに関する話を少しずつ切りだしてみて、相手の反応を見ながら話をどれだけ進めるのかを決めるようにしていきました。

レジリエンスの活動を始めてからトラウマの経験を共通点とする仲間が増えました。☆さん同士の場合多くの事柄について、ほんの少し話すだけでも「そうだよね」とわかりあえる心地よさがあります。周囲の人間関係の中では話せなかったこと、話したけれど理解してもらえなかったことなどを同じような経験をした人が集まって話すピアサポートグループでは、自分だけで抱えていたつらい経験や重い感情を外に「置いていく」ことができます。それだけでなく人の話を聞きながら共感し、また共感を持って聞いてもらえるので、☆さんにとってマイナスのものを外に出し、プラスのエネルギーを取り入れる一つの方法となるかもしれません。ただ、☆さん同士といっても一人ひとりの経験は異なるので、信頼できる新しい関係性を築くためには、違いを尊重し、お互いが境界線を意識しながら少しずつ関係を深めていくことが大切だと思います。

自分自身を変えていく作業

カウンセリングを再開する

冬眠の時期は、トラウマの経験自体を見ないように封じ込めていたので、カウンセリングには通いませんでした。２０００年頃からＤＶやトラウマの経験について話したり、講座を開くようになり、２００３年にレジリエンスを作って本格的に活動を始めました。すると、どうしても自分の傷つきを直視しなくてはならない場面が増えてきます。古傷がまた少し開いてしまうような感覚です。それでなくても慢性のうつは続いていましたし、フラッシュバックや悪夢は定期的に起きていました。いくら被害の経験を見ないようにし、トラウマの影響を否定しようとしても、慢性のうつとフラッシュバックがなくなったわけではありませんでした。レジリエンスの活動をするということは冬眠どころか、もろにトラウマと関わるわけです。否定というブレーキを外した状態になり、フラッシュバックや悪夢の頻度が増え始めました。また、団体を作り仲間とともに活動を始めるというのは私にとって新しい挑戦です。どこにもマニュアルなどないので、全てが試行錯誤です。レジリエンスとして活動を始めた最初の5年ほどは、がむしゃらに働きました。無理を重ねながらの活動の中で、PTSDやうつが悪化することも多く、疲労が過度になる日が増えていきました。

ある日、悪夢を見た後4日間動けなくなってしまいました。悪夢だけで4日も影響が出て動けなくなってしまう自分に対しての苛立ちや腹立たしさ、嫌悪感は非常に大きいものでした。本来なら、そもそも悪夢を見るほどの暴力をふるった相手に怒るべきですが、その頃はまだ頭の中だけであっても彼に対して怒るのは危険だと感じていたため、怒りは私自身に向かっていました。

あまりにもうつが悪化してしまったときに、レジリエンスの仲間に勧められて初めて近所のメンタルクリニックへ行きました。抗うつ剤を処方してもらいましたが1週間でやめてしまいました。どうしても薬を飲むことに抵抗があったからです。カウンセリングを再開させることを勧められ、２００６年にカウンセリングに通い始めました。最初のカウンセリングには半年ほど通ったのですが、昔のトラウマの影響が大きいということで、ＥＭＤＲという療法を提案されました。少し前の私なら、眼球を動かすだけの治療と聞いただけで不信感を抱いてしまい拒否していたと思います。しかし逃げ出して17、8年経ってもあまりにもひどい複雑性ＰＴＳＤとうつの症状が続いており疲弊していたので、ダメ元で試すことにし、ＥＭＤＲをおこなう資格を持っているカウンセラーを紹介してもらいました。

新しいカウンセラーとの出会い

私は英語で話すほうが楽なので、ＥＭＤＲのセラピーができるアメリカ人のカウンセラーを紹介されました。現在まで5、6年通い続けています。最初の頃はＥＭＤＲのセッションが多かったのですが、この4、5年は通常のカウンセリングとして通っています。

カウンセリングでは思いっきり泣いたり怒りを吐き出すこともよくあります。彼女は、私が怪獣が荒れ狂うかのように怒っても動揺せず聞き続けてくれます。うつがあまりにもひどくて「これほど苦しいなら、本当にもう生きていたくないのです」と絶望して嘆いても、ひるまずに私の重い感情を受け止めてくれます。私の話に常に耳を傾け、その誠実さに揺らぎがありません。つらく苦しい経験の話が多いのですが、その中で気づいたちょっとしたおかしなことを取り上げて2人で笑うこともあります。

解離やDIDのことがわかったのは、このカウンセラーの元でEMDRのセッションを始めてからでした。私が混乱しているときには一緒に考えて、違う視点から見えることを説明してくれます。また、私自身が「あぁ、考え方が偏っているのかもしれないな」と気づいたり、私自身が考えて自分なりの答えを導き出せるよう、絶妙な質問をしてくれます。2章に、『ひどい経験じゃなかった』と『ひどい経験じゃなかったと思いたい』だとしたら、どちらのほうがぴったりきますか」と質問されたことを書きました。このとき「『ひどい経験じゃなかったと思いたい』のではないですか」と聞かれていたら、自分で気づくのとは違っていたと思います。ほんのちょっとした微妙な違いですが、私が自分で考えるような質問をしてもらった結果、自分なりの答えを見いだせることが今まで数えきれないほどありました。

自分で「わかった」「発見した」と感じられることによって、心から納得したり、自分自身の力になるのかもしれません。自分の中にすでにあった真実が、質問されたり、人の言葉に共鳴したりすることによって、見えるところに出てくるように感じます。この出会いは私にとって本当に幸運なことで、改めてありがたく感じています。

数十年のうつが消える

ＥＭＤＲは2章でも少し触れたように、カウンセラーが一定のスピードで左右に指を動かし、私がそれを目で追うことで脳が刺激され、少しずつ私の中で見えてくるものについて話していきます。このような説明をするととても簡単で楽な方法に聞こえるかと思いますが、私にとっては本当にハードな作業でした。ＥＭＤＲのセッションに向かうことは、毎回まるで麻酔のない手術に向かうようでした。それほどの覚悟が必要でした。

セッションでは、まずどの経験に焦点をあてるかを私が選びます。ＥＭＤＲを始める前に、負担になっている感情を10段階（数が大きいほど強い）で伝えます。私の場合、「1から10のうち、どのくらい強く感じていますか」と聞かれて、「30くらいです」と答えることもありました。30秒間くらいカウンセラーの指を目で追い、見えてきたものや感情などについてカウンセラーと話し合います。全部で1時間のセッションが終わる頃には、最初30くらいの強さだった感情が7か8くらいまで小さくなっていることが多いように思います。たまに小さくならないときもあり、「続きは次回にしましょう」と言われて終了します。

最初のセッションは明確に覚えています。最初だったので、無難だと思えるシーンを選びました。私が1人で家で留守番をしているところに彼がいきなり入ってきて、私の部屋のドアのところに立っていたときの記憶です。1章で述べた、レコードに針を埋められたときのことです。

セッションでは彼が私の部屋のドアのところに立っているシーンからスタートしました。カウンセラーが動かす指を何度か目で追っているうちに、不思議なことに、頭の中に思い浮かべていたドアから視線が動き始め、ビデオカメラが右へ右へと移動していくように部屋の中が見えてきました。当時住んでいて、今はもう取り壊されてしまった家の、私の部屋がとてもはっきりと見えてきたのです。ドアの右側の壁にあった鏡、その右にあった棚、そして机、窓、ベッド、コンセントの位置、……といった感じで、私の頭の中のカメラはゆっくり動いていきます。細部まであまりにもはっきりと見えることに驚きました。

部屋の床にカメラが向くと、すっかり忘れていたカーペットの色と模様が見えます。壁にある電気のスイッチもはっきりと見えましたし、部屋の照明、その中に入り込んでしまった虫やホコリまで見えました。10代のころに自分で作ったカーテンの一部が日焼けしているのも見えました。

驚きながら、指が止まるたびに見えてきたものをカウンセラーに伝えました。そのセッションで、彼が私の部屋に勝手に入ってきてレコードプレーヤーを壊した日から、私にとって安全な場所がなくなってしまったのだということに気づきました。最初のシーンはモノクロのような映像だったのが、カメラが移動していくにつれて部屋の色が戻ってきて、その日以前は私にとって安全な場所であったことを思い出せたのです。このセッションでの発見は嬉しいものでした。

しかし、残念ながらＥＭＤＲで新たに思い出すことで嬉しく感じられたのは、この最初の1回だけでした。他のセッションでは見えてくるものがあまりにも恐ろしかったり、ヘドロのような感情をもたらすようなものであったりして、それらを見ることだけでもへとへとになってしまいました。

セッションが終わった後には不思議なことが起きやすく、頭がくらくらしたり、指先がしびれたような感覚になったりすることもありました。膝から下の感覚が全くわからなくなってしまう日は、足元を見て自分が歩いていることを確認していました。最寄りの駅まで辿りつき、一旦休もうと喫茶店に入って座った途端、立ち上がるエネルギーがないことに気づき焦ったこともあります。「閉店まで座って充電すればまた立ち上がれるかしら」「誰かに迎えに来てもらって、引きずってでも連れていってもらうしかないのかも」などと悩みました。幸い、数時間後（解離していたので時間がはっきりとはわからないのですが）立ち上がれるようになっていることに気づき、這うような気分で帰路についたことを覚えています。

ＥＭＤＲを続けることによって、疲弊するだけでなく、うつは一時期かなり悪化しました。悪夢を見る頻度も上がっていきました。思い出す事柄や、当時抱えていたその事柄に伴う感情を再現するからです。自分の傷つきを直視することの恐ろしさをもろに感じ、周りの人たちから「うつがそんなにひどくなっているところをみると、その治療法は合っていないのだからやめたほうがいい」と心配されながらも、セッションに通い続けました。私の中でぼんやりとですが、何かが動き始めている感覚があったからです。動いているものが何なのかはわからず、これからどう動いていくかも見えませんでしたが、何かが良い方向に動いているのであろうと信じて、半年ほど続けました。

不思議なことにその頃の悪夢以外の夢は、新幹線の窓から見える景色のように、様々な場面が早送りのように次々と目の前を通り過ぎていきました。そのような夢はこの時期以外には見ていません。ＥＭＤＲによって脳が刺激され、寝ている間に記憶や感情の処理作業がこの時期に加速されたのかもしれません。

ＥＭＤＲの治療を始めて半年ほど経った頃、ある日突然、変化が起きました。いつものように家を出て最寄りの駅へ向かっていました。駅のプラットホームに着いたとたん、それまで数十年間続いていた慢性のうつが、数分間消えたのです。うつが消えるというのがどういうことなのか、言葉で説明しにくいですし、このように感じるのは私だけかもしれません。そのときの感覚は、まるでそれまで数十年間ずっと曇りや雨、場合によっては嵐といった天気ばかりだったのに、突然、日が差したような感じでした。数十年もの間、太陽を見ずに過ごしていたとしたら、数分でも太陽の光を感じることがどれだけ衝撃的なことであるかと考えると想像しやすいかもしれません。

実際には光が見えたわけではないのですが、常に背負っているような重荷の感覚がふと消えて身軽になったとともに、ほんの少しですが嬉しくなったのです。嬉しくなった瞬間、小さな声で鼻歌のようなものを口ずさんでいました。あまりにも異様というか、信じられない状態でした。すぐに「嬉しく感じる理由が何かあっただろうか？」と考えましたが、何も思い当たらず余計驚きました。それまでは、何か嬉しくなるような出来事があったときに若干嬉しく感じることはありましたが、理由となる出来事が全くないのに嬉しさを感じることなど一度もなかったので、自分の状態をとても奇妙に思いました。その日から徐々にうつではない時間が増えてきました。いまだにひどいうつに陥ることはありますが、頻度は減っています。

ＥＭＤＲの効果が出るまでは、数十年間、私の体の中を巡るべきエネルギーはうまく回っていなかったと思います。血管のように全身に張り巡らされたパイプの中をエネルギーが通っていくとイメージしてみてください。私のパイプのどこかにトラウマという強い毒性を持ったかたまりがあり、パイプは一部詰まっています。エネルギーがそこを通るとき、毒のかたまりの影響でエネルギーの質がひどく悪化して毒性を帯び、ヘドロのようなものになってしまいます。本来、プラスのエネルギーが体を巡ることによって人は活動できます。私の場合はヘドロのようなマイナスのエネルギーしか回っていないように感じる日が多く、私はエネルギー不足の状態で常に疲弊していました。ＥＭＤＲの効果は、詰まっていたものの一部を分解させ、パイプを通りやすくしたような感じです。効果が出てからはその箇所をエネルギーが通っても以前のようにヘドロのようにならずにすんでいます。たとえは変ですが、詰まっていた下水のパイプの通りをよくするために薬品を流し込んで、水の流れが少しよくなったような感じです。

ＥＭＤＲという治療法については少し複雑な気持ちがあります。私にとってはとても効果的な方法でしたし、私のように複雑性ＰＴＳＤの症状を抱えた☆さんたちの多くに効く治療法だからこそ、広まってきているのだと考えます。私自身、ＥＭＤＲを受けていなければ慢性的なうつ状態のままだったと思います。私にとってＥＭＤＲを受けられたことは本当にありがたいことでした。しかし同時に、私が今まで北米でトラウマの専門家として活躍している医療者、セラピスト、支援者の方々と話をしてきた中で、何人かがＥＭＤＲによって症状が悪化する場合があると言っています。私自身の経験に照らし合わせてみても、効果が出るまでの半年の間にやめていたとしたら、うつは悪化した状態で終わっていたと思います。ＥＭＤＲの治療を検討している方々には、効果がいつ出るかわからず、私のようにうつが一時期かなり悪化する可能性があることを踏まえて検討してもらえればと思います。治療を受けるときには☆さんにある程度エネルギーが必要ですし、☆さんのうつが悪化した際にそのうつに対応できるセラピストを選ぶことも大切です。これは必ずしもＥＭＤＲに限ったことではなく、他の治療法にも同じことが言えると思います。

解離を防ごうとする

ＥＭＤＲを受けるまでは解離していたことすら気づいていなかったので、解離を防ぐことはもちろん不可能でした。自分の解離の傾向に気づいてからは、解離の可能性が高くなる出来事やきっかけを知るように努力しています。ただし、解離に気づくのは、ほとんどの場合、後から振り返ってみたときか、人から指摘されてからです。

無意識に解離を防ごうとしていたこともあります。カウンセリングから戻った直後に講演先の方との打ち合わせに参加したときには、カウンセリングの影響が強く残っていたため、解離して現実から逃れようとしていたようです。しかし仕事中ということもあり、私は座っている椅子を両手で必死につかんでいました。終了後、一緒に参加していた仲間から不思議そうな顔で「なぜ必死に椅子をつかんでいたの？」と聞かれ、気づきました。解離するときには自分が上へ上へと浮かび上がっていくような感覚になるため、浮かび上がらないように椅子にしがみついていたのです。

感情が表情にどのように表れるかという講座のときのことは2章でも述べました。怒りの表情をしている12枚の顔写真の中で、他の参加者たちが皆迷う中、私は全く迷うことなくどれが「殺意を持った顔」の写真かすぐにわかりました。そのときも解離が始まったのですが、私は身体から抜け出て浮き上がっていこうとする自分を、まるで凧や風船のひもを手繰り寄せるようにして戻すことができました。

怒りという感情への対応を学ぶ

逃げ出した直後に通っていたカウンセラーから、「今は感じられなくても、回復のプロセスが始まると怒りを感じるようになるでしょう」と言われました。当時は巨大な恐怖感を抱えていたため、怒りを感じている自分を想像することが難しかったことを覚えています。私は、カウンセラーが言った怒りというのは、暴力をふるった彼に対する怒りだと勝手に思い込んでいました。その後、私の周囲にいる人々に対して怒り狂ったときは解離し、人格が入れ替わっていたので記憶がほとんど残っておらず、自分が抱えている怒りの大きさに気づくことに時間がかかってしまったように思います。

怒りは二次的な感情とも言われ、傷つきや寂しさ、失望など、他の感情が変化し、怒りとして感じられることがあります。少しずつ自分を分析していくうちに見えてきたことは、私は自分が居心地の悪さを感じ始めると、それを「感情の前震（地震の前ぶれ）」のように感じ、居心地の悪さのきっかけになった（と私が勝手に決めた）人を攻撃していたということです。その人を責めることによって揺れが止まり自分が楽になるはずだ、という間違った方程式が私の頭の中のどこかにあるのだと思います。

これは、まるでドン・キホーテの話のようです。ドン・キホーテは風車を怪物と思い込み、風車を攻撃します。客観的に見れば「風車は動き回ることもなく、危ないものでは決してない」とわかりますが、ドン・キホーテにとっては「危険」と見えてしまっているので攻撃につながるのです。

2章で述べたように、私は、過度の警戒心から安全な出来事も危ないと感じ、反射的に自分を（過剰に）防衛しようという傾向が強くなったのだと思います。しかしだからといって、私が抱えてきた大きな傷つきを理由に人に怒りをぶつけることは決して正当化されるものではありません。私は自分の行動に対して責任を持たなくてはなりません。

自分の行動を変えなければ、と考えた時に、まず初めにどんな仕組みで感情の前震が発生するのかを知る必要がありました。私の中で前震となるのは、「この人もやっぱり私のことを理解していない」「もしかしたら怒っているのかもしれない」「なぜきちんと察してくれないのだろう」といった、孤独感や見捨てられるという不安を感じるときです。誰に対してもこのような感情が出てくるわけではありません。周囲の親しい人の中でもとくに、私が無意識に「この人はわかってくれるはずだ」「この人はいつも自分のことを考えてくれているはずだ」と期待してしまっている人たちがいます。その人たちが私の期待通りの返事や行動をしてくれなかったときに、このような感情の前震が起きることが多いと気づきました。過剰な期待をかけ、期待通りの反応がないと我慢できないというのは歪んでいて不健全です。

仕組みがわかってきたので、理不尽な怒り方をしないよう、コントロールできる方法を私なりに考え、実行し始めました。解離して人格が入れ替わってしまうところまでいくとコントロールが効かなくなってしまうので、この前震状態のときに自覚するように努めています。まず、どんな感情が揺さぶられているのかを確認します。その感情と、きっかけとなった出来事を比べてみて、感情が飛躍しすぎていないか、極端になっていないかチェックします。時には人に聞いて客観的にどう見えるのか教えてもらったりします。もし出来事と感情がうまく結びつかない場合は、出来事に対する私の捉え方、考え方に歪みがあるらしいと気づきます。他人に居心地の悪さをぶつけてしまうのではなく、その感情をどう抱えやすいものに変えていけるか、捉え方、考え方をどう変化させていけるかということを意識するようにしています。また、居心地の悪い感情に免疫をつける必要があるかもしれません。居心地の悪い感情が湧いてきても、落ち着いてその感情が収まるまで耐え抜く力をつけていかなければ、とも思います。

たとえば以前、待ち合わせの時刻にオフィスに行ったらまだ誰も来ていないことがありました。その瞬間「見捨てられた、誰も来ないんだ」と急に悲しくなってしまい、時間に来ない皆を責めてしまったことがありました。今、同じことが起きたとしたら、「見捨てられた」という不安を感じていることをまず自覚します。そして、来るはずの人たちに「どうしたの？」とメールすることができるかもしれません。電車が遅れているのかもしれない、家を出るときに忘れ物をして手間取ったのかもしれないと考えることもできるかもしれません（今でも毎回うまくできないのが難しいところなのですが）。

また、もし私自身の捉え方自体が歪んでいたわけではなく、怒りを感じてもおかしくない場合であっても、怒りを表す方法に注意が必要だということを学びました。以前は怒りにまかせて書いたメールをそのまま送ってしまい相手を傷つけてしまっていたので、今は、怒ったときにはメールを書いてもすぐに送らずに、下書きに保存します。それを少し落ち着いた次の日に読み返すようにしています。時には信頼している人に読んでもらい、私の捉え方が歪んでいないか、怒りの表し方が強すぎないかなどを確認するようにしています。

それでも前震の段階でコントロールが効かず、解離してしまうことがあります。そのような場合には後で教えてほしいと周りの人に頼んでいます。指摘されたときにはきちんと謝るようにしています。難しいのは、解離して人格が入れ替わってしまうと、自分のとった行動を記憶していなかったり、ぼんやりと遠くから見ていたようにしか記憶されなかったりするため、「私はそんなことをしていないのに……」という納得できない気持ちになることです。心から反省することができず他人事のような謝罪になってしまい、相手に余計に負担をかけることがあります。こうした場合の適切な解決方法はいまだに見いだせず、これからの大きな課題です。

麻痺した感情を再び感じられるようになるまで

暴力を経験すると、感情を表すことが危険につながると考えるようになります。抱えきれないほどの強烈な苦しい感情は心の負担が大きいので、☆さんは感情を麻痺させるための様々な手段や方法を見つけていきます。

暴力から逃れた後も、何もしなくてよい時間や1人で考え事をする時間は危ないと感じるかもしれません。そのような時間にトラウマの経験をふと思い出してしまったりするからです。すると、トラウマの経験や、つらい感情を思い出さなくてすむように、何かに没頭することがあります。アルコールや薬で感覚を麻痺させる、仕事や子育てに没頭する、長時間眠る、パチンコなどのギャンブルをするといったことです。こうした方法で現実逃避をするのは、☆さんにとっては生き延びるために取れる数少ない手段かもしれません。また、複雑性PTSDの症状として、自分の感情が感じられない、わからない、ガラス越しでものを見ているようで現実感が感じられないという人がいるかもしれません。

感情は本来自然とわき起こるもので、無理をして抑え込もうとするのはエネルギーを消耗します。抱えるのがつらい感情だけを封じ込められればいいのですが、喜びや楽しさといった生き生きとした感情も感じられなくなってしまいます。残念なことに、二度と苦しい思いをしたくないと思って感情を麻痺させていても、フラッシュバックや悪夢のように、自分の予期していないタイミングで苦しくつらい感情が蘇ってしまうことがあります。

自分に少しずつエネルギーがたまってきたと感じた時、自分の感情を取り戻すようにしたいと思い始めました。まず私が始めたのは、食事をするときに自分でレストランを選び食べたいものを選ぶということです。それまでは、誰かと食事に行く時に「何を食べたい？」と聞かれると「何でもいいです」と答えてきました。その癖はいまだに変わっていませんが、ここ数年は、１人で落ち着いた状態でレストランに行き、自分のペースでメニューを見ることができ、安全を感じられれば、何となくそのときに食べたいものがわかるようになってきました。

少しずつ自分に余裕が出てくると、感情を麻痺させようとする力を抜くことが可能になっていく気がします。感情を麻痺させることを、レジリエンスでは「感情にふたをする」と表現しています。ふたをしても中から傷ついた感情が出よう出ようと突き上げてくるので、ふたをして抑え込んでいるわけですが、その抑え込む力を徐々に抜いていくようなイメージです。自分の抱えている痛みやつらさを直視する作業は決して楽ではありません。最初はとても怖く感じられるので、大きな勇気や思い切りが必要になります。

ふたが開き始めると、重く苦しく抱えにくい感情を再び経験します。大きな感情の津波にのまれて溺れかけながら、また這い上がって作業を続けるというようなプロセスです。私自身、EMDRのセラピーを受けているときは瀕死状態になると感じており、難しい道のりでした。今も完了したわけではありません。このステップを、カウンセラーなどのガイドのもとで安全に進めることができれば、昔のトラウマを思い出しても、津波のように押し寄せる感情にのみ込まれ翻弄されることは少なくなっていくように思います。

こうした作業をする際に、もし誰かが「この作業を何週間、あるいは何ヵ月おこなえば絶対楽になりますよ」といった保障をしてくれれば、ずっと取り組みやすく感じられるのかもしれません。しかし一人ひとりの作業は異なりますし、どれだけの時間がかかるかは誰にもわかりません。数日かもしれないし、数年かもしれません。「いつか私の状態は良くなるはず」と希望を持って努力をし続けるのは、とても力が要ります。暴力にあっているときには、希望を持とうとするたびにそれを踏みにじられることが繰り返されてきました。その結果、希望を持つこと自体に恐怖感や不安感がついてまわり、「希望なんて持たないほうが楽だ」

と思ってしまうこともあります。

うつがひどくなると、希望を感じにくくなります。逆に、希望を抱え続けるのが負担になってくるとうつがひどくなることもあります。どちらが先かはわかりませんが、負のスパイラルに陥り、「こんなに努力したってどうなるっていうの？　どうせ無駄になるだけ。今までだってうまくいった試しがないし、なぜこの先うまくいくと思えるの？」と、希望という感情に反発を感じ始めます。このような悪循環が生じると、ブレーキをかけるのは容易なことではありません。

私には「〇〇をすれば希望を持てるよ」「△△をすれば負のスパイラルは止められるよ」といったアドバイスをすることはできません。私自身、毎回試行錯誤だからです。「いつか今より楽になるかもしれない」という希望を感じられない人にとって、感情を再体験する作業がどれほど大変なことか、私自身が身にしみて感じています。ただ本当の意味で希望を感じられていなくても、嘘でもいいから「希望、あるいは希望らしいものはあるのだろう」と自分に言い聞かせ続けるのは、意外と効果があるかもしれません。

私の場合、「いつか幸せになって彼を見返してやる！」といった思いで踏ん張れたこともあります。頭の中で「ちっ！　こんなこと繰り返しても意味ないよ！」という考えが浮かんできたときに、「いや、きっと意味があるし、何かいいことにつながるんだよ」と答えようとしたこともあります。時には、「死ぬまで私はよくならないかもしれないけど、それでもとにかく突き進んでやるんだ」「何のためにやっているのかもうわからないけど、とにかく意地になってでも続けてやる」と思った日もありました。

意識はしていませんでしたが、これらはプラスの言葉を繰り返し自分自身に語りかけることで、肯定的な感覚や考えになるよう潜在意識に働きかけていく「アファメーション」というやり方に似ているかもしれません。

アファメーションがうまくはたらく☆さんもいると思います。自分の中で希望を全く感じられなくなっていても、自分に「希望を感じている」といった肯定的な声をかけるのです。私の場合、「私はラッキーだ」「明日は今日より良い日になるだろう」というのはあまりにもあり得ない言葉でハードルが高すぎ、言うことに抵抗を感じたので、「みんなにとって悪いことにはならない」という低めのハードルのアファメーションをレジリエンスの仲間に考え出してもらい、一時期、思い出しては唱えていました。あまりに白々しく感じたり、無理だと感じて落ち込んでしまうような言葉を言う必要はないと思います。これなら言えるかなと思える、自分にしっくりくる言葉を探してみてください。

身体の感覚を再びつなげる作業

ここ2、3年は鍼灸の治療に通っています。トラウマを理解している鍼灸師さんで安心しています。最初は、強いお灸を使っても全く熱さがわからないところが何ヵ所もありました。最近聞いたのですが、はりは今よりもっと太いものを使っていたそうです。体の感覚がない部分があり、はりもお灸も感知できなかったのだと思います。今では「全く感じない」というところはなくなってきていたのですが、この原稿を根をつめて数日間書き続けた時には、背中全体が感覚を失っていてどこにお灸を置かれたのかわからなくなってしまいました。その日もきちんと治療をしてもらったので背中は熱さがわかるように戻りましたが、トラウマが身体に及ぼす影響の怖さを再度経験したように思います。

最初はお灸の熱さがわからなかっただけでなく、脈が非常に弱かったことも教えてもらいました。「致命的」だったそうです。最近は脈も元気になってきたようですし、脈を測られながら「怒ってますね～」と言われることがあります。エネルギーが少し蓄えられてくると、どうやら怒りを感じ始めるようです。

この鍼灸師さん以外に、トラウマの影響について理解のあるヒーリングや整体に通ったこともあります。「背中の右側が2センチほど分厚くなっていますね。でも手を当てて『もうそんなにがんばらなくてもいいですよ』と声をかけると少し減りましたよ」と言われたり、別の人からは「あなたの背中の右側に何かが入っているように感じます」と言われたりして驚きました。2人は全く接点のない人たちなので、話が伝わっていたことはありません。トラウマが体にどのように影響するかが見えたり感じ取ることができたりする人たちには何かがあることがわかるのだと思います。今通っている鍼灸師さんからも「右の脇の下に何かがある」と言われ、治療してもらいました。その時には何か得体のしれないヘドロのような毒性のあるものが動いたように感じました。リンパが関係していると考える人もいるでしょう。実際に身体的にはそうした要素と重なっているのかもしれません。私があのときに感じた「数十年ぶりに今、何かが動いた」と感じたときのイメージは、EMDRの効果を初めて感じ取ることができたときの感覚にとても似ていました。

EMDRが最初に効いたと感じた瞬間は、まるで巨大なかたまりの大部分がガサッと音をたてるように崩れて流れていった感覚がありました。つかえていたものがとれたことにより、今までとは違うプラス系のエネルギーが巡りはじめたように感じます。脇の下の治療のときも似たような感覚がありました。私はその治療でかなり楽になったので、次に鍼灸師さんのところに行った際に、「うまく説明ができませんが、数十年間溜まり続けていたトラウマに関連する何かがやっと動いたような感覚です」と伝えたところ、「私もそれは何となくわかりました」という返事が返ってきました。この鍼灸師さんは7、8年くらい前からの知り合いで、いつも率直に話してもらえるありがたい存在です。この時も、私がなぜわかったのかと聞くと、私の身体の中の何かが鍼灸師さんの身体を通して出て行ったらしく、その際に一時的に吐き気があったそうです。「鍼灸師さんに影響を及ぼしてしまった」と申し訳なく思いましたが、同時に私の感覚は間違っていなかったのだという安心感もありました。

先日鍼灸師さんにわかりやすい説明をしてもらいました。人の身体を船に、トラウマがもたらす影響を船で起きる事故に例えていました。船があまり丈夫でなければ、ちょっとした事故が起きたり大きな波が来たりすると、船は非常に揺れ転覆の危険を伴います。メンテナンスをして船がだんだん性能よく丈夫なものになっていけば、どのようなことが起きても揺れは以前ほど大きくならず、転覆する恐れも減っていきます。それと同じように、人間の身体もケアをしていくことで丈夫に健康になり、ちょっとしたことでは心身ともに崩れないという説明です。この説明は私にとってとてもわかりやすく、これからも私という船を手入れし、揺れに耐えられる船にしていこうと改めて思いました。

逃げ出してから18年ぐらいは複雑性PTSDとうつの症状と格闘することで精いっぱいな生活をしていたため、身体のケアをする余裕はありませんでした。うつが慢性でなくなってしばらくしてから、やっと身体にも目が向くようになりました。身体のケアを始めるまでの18年間は、特に胃腸などの消化器と喉に症状がよく出ていました。症状が悪化すると何週間、何ヵ月間と続くことがありました。以前、咳が続き喉がおかしくなってしまったときに、普段からトラウマをもつ人たちに接しているお医者さんから「この咳は風邪の咳ではなく、トラウマ系の咳ですね」と言われ、驚きました。それまでは咳も胃腸の不調も、トラウマに結びついているとは思っていなかったのです。

身体のケアを少しずつするようになってからは、これらの症状は激減しています。とても積極的にというわけではありませんが、ヨガのクラスに出てみたり、鍼灸やマッサージに通ったり、お風呂からあがったらクリームを塗ったりしています。お風呂からあがってクリームを塗るといったことは多くの人にとっては日常的で当たり前のことかもしれませんが、身体に関することは優先順位が低く無視してきたので、私にとっては1歩前進です。

グリーフワーク

暴力によって私が安全感や希望など様々なものを奪われ失ったこと、大きな喪失感や悲しみなどのグリーフを抱えていることを2章で述べました。深い悲しみやつらさ、理不尽さに対する怒り、嘆きといった抱えるのがつらい大きな感情（グリーフ）を少しずつケアし、抱えていける形や大きさにしていく作業（グリーフワーク）がとても大切です。

失ってしまったものを「失ったのだ」と認めにくかった時期は、「失ってしまった状態にある自分」を認めることができず、「私の人生はこんなことになるはずではなかった」と主張し続けていました。それは必要なことでもあるのですが、そうした状態を続けてしまうと、喪失を経験した後の今の生活や人生を大切にしにくくなってしまいますし、今の自分自身を大切な存在とも感じにくいように思います。

またグリーフは、放置したり押し込めたりと否定を続けていると、刺激を受けたときに倍増してしまうことがあります。例えば、Bさんから離れた直後の☆さんが「彼は優しい時は本当に素敵だったし、今でも恋しく思うことがある。ときどき会いたくなったりもする」というように、離別に対してグリーフを抱えていても全く不思議ではありません。しかし、それを口にしたとき、家族や支援者から「やっと別れられたのに何を言ってるの！　どれだけひどいことをされたのかを忘れたの⁉」と言われてしまうことがあります。すると☆さんは「自分のグリーフを口にしてはいけない」「こんなふうに感じてはいけない」と、グリーフを押し込めたり否定したりし始めるかもしれません。

しかし、押し込めていても感情が消えたわけではありません。自分が理想としていたイメージにぴったりの家族に出会ったり、失いたくなかったものを思い出させるようなことが起きたりした時、☆さんのグリーフが刺激され一気に大きくなります。普段からグリーフを意識していない分、☆さんは何が起きているかわからないうちに強い感情に圧倒され、「別れなければよかった」「今からでもやり直せるかもしれない」と非常に後悔し、Bさんの元に戻ろうと真剣に考え始め、実際に戻る可能性も出てきます。

グリーフワークによって、失ったものを手放していく力が徐々についてくると、少しずつ今の自分を大切にすることに焦点をあてることができるようになります。手放していくというのは、私のイメージでは、失いたくなかったものを握りしめている指の1本1本の力を緩めていくような感じです。

自分の持っていた希望、夢、或いは理想を手放すには勇気が必要です。かなわなくなった夢を少しずつ手放し、今の状況を受け入れられるようになるまでには、練習や時間が必要かもしれません。

ただし、完全に手放すということではありません。基本的には今の人生を大切にしていく姿勢に徐々に切り替えながら、喪失したものを思い出したときには、「あれはどうしても失いたくなかった」という気持ちを大切にすることも必要です。私は今でも小さい子どもを見ると、時々「私にもああいう子どもがいたはずなのに」と思うことがあります。しかし、その感情に埋もれてしまうのではなく、きちんと感じ取った後は「今の人生には子どもはいないけれど、大切にしなくては」と、現在の人生に視線を戻すように心がけています。

グリーフを感じることに終わりはありません。グリーフワークをどれだけ進めたとしても、グリーフ自体がなくなるということではないのです。しかし、グリーフを自分なりに少しずつ抱えやすくするという成果はあるように思います。

PTG(Post Traumatic Growth)：トラウマの後の成長

自分の人生や生き方について、漠然と「将来こんな感じで生きていくのかな」と考えることがあるかもしれません。私の場合は、「結婚して、子どもがたくさんいる家族をつくるのかな」と思っていました。「恋人とつきあって、DVにあって苦しい思いをするのかな」などと考える人はいないと思います。トラウマとなる出来事はまったく予期せず起こります。人生を道にたとえれば、自分が歩いていくだろうと思っていた道に急に大きな岩が崩れ落ちてきて通れなくなってしまったような感じです。

トラウマを経験した後は、「トラウマがなければ歩くはずだった」道はもう歩けません。違う道を見つけて歩いていかなければなりません。その道はトラウマの出来事によって分かれた道なので、うつや大きな恐怖感、悪夢、フラッシュバックなど、ＰＴＳＤの症状のようなつらいことがたくさんある道です。自分から望んで歩いている道ではないので、「こんなはずではなかった」と思いながら「歩くはずだった」道を眺めてばかりいると、今歩いている道でつまづいたり転びやすくなったりします。

しかし今歩いている道には、ＰＴＳＤだけでなく、ＰＴＧという要素が必ずあります。「トラウマの後」(Post Traumatic) までは同じですが、Growth = 成長も必ずあるのです。

初めてこのＰＴＧという考え方を知ったときには、正直なところあまりピンときませんでした。私にはつらい部分しか見えない時期があまりにも長かったためか、「マイナスばかりに見えてもプラスの要素が必ずあります」と聞いても、「へぇ、そうなんだ」といった程度にしか思えませんでした。まるで他人事のようなとらえ方でした。

しかし、自分でははっきりとわからなくても、何となく大切なことだという直感はあったので講座や講演の内容に取り入れ始めました。すると多くの人から、「ＰＴＧという考え方を初めて聞きました」「傷つきだけでなくＰＴＧがあると知ることができてよかったです」といった反響がありました。確かに、トラウマの後にはＰＴＳＤなどの後遺症が発生する可能性があるという側面しか説明されなければ、希望を感じられないと思います。1人でも多くの☆さんが希望を感じられるようにという思いを込めて、今ではほぼ必ず講演の最後にPTGの話をしています。

成長とは、☆さん自身が成長と感じるものなので、人によって様々です。私のPTGを考える時、逃げ出した直後に「あの恐ろしい経験を生き延びることができたのだから、今感じているつらさも乗り越えられるはず」と自分に言い聞かせていたことを思い出します。トラウマを経験する前は、生きることについて今ほど真剣に考えたり感じたりしていなかったように思います。殺されていても不思議ではなかったと気づいてからは、人生を自分らしく生きる2度目のチャンスをもらえたように思い、生きることのつらさを感じながらも「私らしく生きる」ことに真剣に向き合ってきたように思います。

人の痛みがわかり共感する力を得られたことも、私のPTGのひとつです。もし私がまったくトラウマを経験したことがなければ、傷ついている人たちに本当の意味で共感することはできなかったように思います。

子どもの頃、「貧しくかわいそうな子どもたちのために」と言われて募金活動に参加したことがあります。その時には何も思わなかったのですが、私が被害者と呼ばれる立場に置かれて「被害者=かわいそうな人」という見方が世間にはあることに気づいた時、ふと「なぜ、貧しい＝かわいそうとなるのだろう？」という疑問がわいてきたのです。「貧しいから」「被害者だから」といった理由で「かわいそうな人たち」と決めつけてひとくくりにしてしまうことは、偏見でもあり、尊重の念が欠けています。私は自分のことを「かわいそうな人」とは思っていません。確かに経験したトラウマは悲惨でひどいものでしたが、私はその苛酷な状況の中、自分を守りぬいてきた知恵や強さなどの力を持っています。また、私には被害経験以外にもいろいろな経験があります。

「かわいそうな人」とひとくくりにして「何かしてあげる」と同情するのではなく、「1人の大切な人が今困っていて、どのようにしたらその人の力になれるだろうか」という共感や敬意をもった、尊重した対応が増えてほしいと願っています。こうした気づきは、私がトラウマを経験して学んだことでした。

ＰＴＧは☆さんの中にたくさんあると思います。人に助けを求めることができた、本当に信頼できる人はどういう人なのかがわかるようになった、自分も相手も大切にすることを学んだ、新しい生活に踏み出すことができた、などのいろいろなＰＴＧがあります。ＰＴＧに気づくと、増やしていくこともできます。ご自分のＰＴＧを探してみてください。

4章　☆さん支援者として

☆さんのために何かをしたい

私は現在、全国各地でＤＶや性暴力、トラウマに関する講演をおこない、また２００３年に立ち上げたレジリエンスという団体の活動として、☆さんや子どもたちのためのプログラムやカウンセリング、支援者を養成するための研修会などを運営しています。☆さんである私が、自分の経験を生かしながら支援者として活動を始めてもう10年以上になることに自分でも驚きます。

暴力にあっていた頃、「もし私が生き延びられたら、私のように苦しんでいる人のために、いつか何かができるかもしれない」という考えが何度かふと頭をよぎりました。深く考えて計画を立てるというようなことでは決してありませんでしたが、漠然とそのように思っていました。

私が暴力のある生活から離れられたのは、24歳のときでした。逃げ出した後も悪夢やフラッシュバックなどのＰＴＳＤの症状に悩まされながら、うつとも闘っていました。解離していた日々も多かったように思います。そんな中、「いつか暴力にあった人たちのために何かをしたい」という気持ちが以前より私の中で固まっていきました。同時に、私自身かなりトラウマの影響を受けていることがわかっていたので、まずは自分が自分なりの回復をしていく必要性があると感じていました。トラウマによる影響は私が当時想像していたよりはるかに大きなものだったと後々わかるのですが、その頃は「時間さえ経てばトラウマによる傷つきは軽減されていくはず」と考えていたので、「40代、50代になった頃でもいいから、ある程度回復してから何か活動をしてみよう」と考え、時間が経つのを待ち望んでいました。

☆さんのための活動を☆さんがすることは有意義な反面、注意や準備が必要なことを当時から感じていました。自分自身が抱えているトラウマを直視し十分なケアをし続けなければ、未処理の心の傷が支援活動をする中で開いたりうずいたりして苦しくなり、活動を長続きさせることができなくなることがあるからです。また、他の☆さんに二次被害を与えるようなことをしてしまう危険性もあります。

私自身が以前はそうでしたが、とにかくＤＶや傷つきに関してたくさん情報を得て、頭で理解すれば克服できるのではないかと思って本を読みあさる時期がありました。また多くの☆さんが、自分の傷つきを十分にケアするより先に、他の☆さんをケアする仕事や活動につっいたりすることも目にします。本などから情報収集することはもちろん大切ですし、☆さんだからこそ他の☆さんたちのためにできることが多々ありますが、☆さんが「☆さん支援者」になる際には、自分の抱えているトラウマと向き合う作業を続けることが不可欠だと思います。

自分の心の傷を直視しケアするのは勇気やエネルギーが要りますし、様々な不快な感情がよみがえる可能性が高くて怖いので、ふたをしてしまいたくなります。その気持ちはよくわかります。それゆえに、似たようなテーマでリスクの低いこと（他の☆さんのケアをする、など）に注目してしまいがちです。そういう状態のときには、自分にはカウンセリング、ピアサポートグループ、講座などといったケアは必要ないと考えがちです。「私はそれほど傷ついていない」「もうかなり昔のこと」「今はちゃんと生活できている」と、心の傷を見ないですむ理由をたくさん考えつきます。しかしそういう時こそ、まず直視してみてください。思っているより大きな傷つきがあることに気づく☆さんは多いのではないかと思います。

準備期間

再び大学院で学ぶ

うつやＰＴＳＤの症状満載の毎日ながらも、法科大学院を28歳で卒業し、東京でコンピュータや通信技術について調査をおこなう小さな会社に就職しました。１人でいる時間が多い仕事だったので、あまり刺激がない時間を過ごせたことを今ではありがたく思っています。

働き始めるときに通勤ルートで悩んだことを覚えています。最短ルートは山手線を使うことになるのですが、朝のラッシュ時の山手線に乗るのは私にとってはあまりにも負担が大きすぎたので、時間がかかる他のルートで通っていました。その頃は自分がひどいうつだという認識がなく、単に「人混みが苦手だから」くらいにしか思っていませんでした。

6年ほど働き、自分自身が少し落ち着いてきたように思えた頃、私は☆さんのための活動について真剣に考え始めました。しかし、何をどのようにして始めたらよいのか見当がつかず、私自身に☆さんとしての経験はあっても、知識については自信がないとわかりました。そこでもう一度学校に戻り、勉強して知識を得てから活動を始めようと考えました。法科大学院時代に通っていたカウンセラーに相談し、「カウンセリング」や「心理学」という選択肢もあるけれど、私が考えている活動には「ソーシャルワーク」のほうが合っているのではないか、という提案に納得し、ソーシャルワークの修士号を取ることにしました。

勉強のために再度2年ほどアメリカで暮らしました。逃げ出した後数年間は、夜1人きりになると非常に大きな恐怖感に襲われ、いてもたってもいられなくなっていた私でしたが、再度学校に通うことを決めた時に、妹が「同じアパートの別の部屋でそれぞれ一人暮らしをしてみない？」と提案してくれました。妹が同じアパートにいるなら1人ぼっちではないと思い、せっかくの機会なので初めてアパートを1人で借りました。

家賃と学費を払うため、通学しながら働ける仕事を見つけなくてはなりませんでした。通っている大学の就職支援センターで運良く広告を見つけ、以前と似たようなコンピュータや通信のコンサルティング業界で働きながら学校に通い始めました。

インターンシップ：1年目

2年間のソーシャルワークのカリキュラムは、授業の日もありますが、同時に必ずインターンシップとして実地研修をしなくてはなりません。毎週2日間朝から夕方まで働きます。1年ずつ別のインターン先に行くのですが、ある程度希望を出すことができるので、私は最初の年は暴力というテーマから少し離れた分野での仕事を希望し、2年目にはDV関連の仕事を希望しました。その結果、1年目にはヒスパニックの人たち専用のアルコール・薬物依存症のアウトリーチ（依存症の人たちが入院せず、通院する）・プログラムで働くことになりました。子どもの頃に南米に3年ほど住んでいたときに学んだスペイン語が役に立ちましたが、学んだ当時から20年以上も経っているのでスムーズに言葉が出てこなくて悪戦苦闘しながら、プログラム参加者のインテーク（初回面接）をおこなったり、プログラムに参加したりしました。その施設が新たにヒスパニックの子どもたちのための放課後サポートプログラムを始めた際には担当になり、プログラムを企画したり、小学生の子どもたち10人ほどを車に乗せて送り迎えなどをしていました。

近所にあるファストフード店を訪れ、そのチェーン店が独自に発行しているハンバーガーが無料になる券を子どもたちの人数分もらい、後から子どもたちを連れてそのお店に行ってハンバーガーを食べさせる、ということもしました。インターン先のスーパーバイザー（指導者）から「子どもたちのためにファストフード店に行って、無料になる券をもらってきてください」と最初に言われたときは、「どうやって？」と戸惑いました。しかし、アメリカではそうした社会システムができているので、近所にあるお店に突然行っても、子どもプログラムの説明を少ししただけで「了解です。券は何枚必要ですか？」と何の手続きもなく簡単に渡してもらえました。「そんなに簡単にもらえるものなのですか？」と聞いたところ、「どの店舗にも毎月こうした無料の券がある程度支給されているので、その中から配るようになっているのです」と説明されました。

子どもたちは皆英語とスペイン語のバイリンガルで、いつも楽しそうにしていましたが、家に帰る時間になるとなかなか車から降りてくれない子もいて心が痛むこともありました。特にある男の子は、私に当たり障りのない質問をすることで車から降りるのを先延ばしにしようとしていたので、毎回少しお話をしてから降りてもらうことにしていました。誰もいない家に帰るのが寂しかったのだと思います。

ほとんどはメキシコ系の人たちだったので、メキシコの文化に触れられる機会もありました。よくスタッフがメキシコ料理を作ってご馳走してくれたので、メキシコ料理が大好きな私にとっては嬉しいことでした。ある日、センターの料理スタッフがとても興奮しながら「見て！　今日はご馳走だよ！」とオーブンを開けてくれました。見ると、牛の頭がそのまま丸焼きにされていたので気絶するかと思いました。そんな思い出もある楽しい経験でした。

インターンシップ：2年目

2年目は、郡の執行猶予中の人を管轄する保護観察（Community Corrections）の部署で勤めました。勤め先の建物に裁判所、警察署、拘置所、保護観察部署などが全て入っているので、廊下では手足を鎖でつながれているオレンジ色のユニフォームを着た被収容者たちとすれ違うことが日常的でした。また、保護観察の規則を破って再逮捕となる人が、再逮捕されることを知らずに保護観察部署に来る際に、数人の保護観察官たちが壁の陰で銃を構えて待ち伏せしている光景を何度も見ました。さすがアメリカという出来事ですが、この職場ではそのようなことが日常茶飯事で誰も動揺しません。

この職場でのインターンシップの条件の1つに、必ず1日はパトカーに乗ってパトロールする警察官に同行するというものがありました。入念な審査はあるものの、それでも学生がパトカーに1日乗るというのもアメリカ的だなぁ、と感心しました。

実際にパトカーに乗った日のことは忘れられません。パトカーは馬力があるエンジンを搭載しているため、数秒でかなりのスピードが出せます。「迫力がある」という言葉だけでは言い表せない体験でした。学生を乗せているときはあまり危険な事件には向かわないようにしていたようでしたが、それでも怪しい人を見かけると急にUターンしてサイレンを鳴らしながら猛スピードで追いかけはじめるので、私はずっと硬直したまま車の中に座っていたように思います。

私の通常の主な仕事は、接近禁止命令の申請に来る☆さんが書類を書き込んで申請するときのアシストや無料カウンセリングでした。接近禁止命令の申請は20枚以上の書類に書き込まなければなりません。午前中に申請を終えることができれば、同じ日の午後からＤＶヒアリング（簡単な裁判）が行われます。州によって法律は異なるのですが、オレゴン州では接近禁止命令の最初の申請段階では申請者のみのヒアリングで判断されます。裁判官が申請者に幾つかの質問をし、例えばその☆さんが命の危険を感じているといった証言をすれば、ほとんどの場合接近禁止命令が下されます。すると、その日のうちにパトカーが加害者のところへ出動し、接近禁止命令を手渡すという流れになっています。

もちろん命令を受け取った人が反論する機会も設けられていますので、その際には両者が法廷に立ち、裁判官の前で改めてヒアリングがおこなわれることになります。ＤＶの場合、接近禁止命令を申請した☆さんが数日後にその申請を取り下げようとすることはよくあります。私は、こうした法廷でのヒアリングを何度も傍聴する中で、どのぐらいの頻度で取り下げが許可されるのかが気になり、取り下げを希望する☆さんに小さい子どもがいるかどうかが、取り下げが許可されるか否かに影響する点について調査しました。

調査をおこなうにあたり裁判所内のデータを調べ、接近禁止命令の申請１００ケースを対象として取り上げました。その中で、取り下げの申請が23ケースあり、そのうち19ケースで取り下げが許可されていることがわかりました。取り下げを申請する☆さんとしない☆さんを比較したときに、申請した☆さんには子どもがいる比率がかなり高いという結果が出ました。また、小さい子どもがいる場合は取り下げを許可するかどうかについて裁判官は非常に慎重になることがわかりました。取り下げの申請が却下された4ケースの☆さんたちには5歳以下の子どもたちがいることが共通点でした。

刑務所で経験を話す

このインターンシップでは、どんどん自分で企画や提案をし、その企画をおこなうことを強く勧められました。実際に提案した企画が通った際には全面的なサポートもしてくれる、とても良いプログラムでした。

インターンシップ先のディレクターに私が☆さんであることや、その経験を今後生かしていきたいことを伝えたところ、私だけでは思いつかなかった様々なアイディアを提案してくれました。その中でも、刑務所内で暴力の影響について話してみないか、と勧められた時には非常に動揺しましたが、結果的に3回刑務所に行って講演をしました。最初は女性刑務所で少人数のグループを対象とした講演でした。ディレクターから、女性の場合は多くの人が☆さんであり、違法な薬物の所持や売春行為で刑を受けている人が多いから、傷つきという点に焦点を当てた話がいいと思うと説明を受けました。実際に話してみると、やはりディレクターが言っていたとおりの☆さんが多いことに気づかされました。私がそこで出会った女性たちは、犯罪者というよりは傷ついた人たちだと感じました。

女性であれ男性であれ、抱えきれないほどの大きな心の傷を抱えている人たちがアルコールや薬物を使用するのは、その傷から来る痛みを感じなくてすむようにするためだと思います。そうした使用が良い悪いということではなく、痛みを止めるために有効な手段であるため、結果的にアルコールや薬が常時使われることになり、それらが生き延びる術となるという事実があります。誰でも耐えかねる痛みが生じているときには、その痛みを何とかして止めることに必死になります。ある意味で人間の自然な反応のひとつかもしれません。依存症でも特に薬物の場合は購入に多額なお金が必要となるため、売春行為をする可能性が高くなります。行動だけを見て人を罰する世の中では、トラウマへの対応が難しいと思います。

また、ＤＶの☆さんである女性が加害者を殺そうとしたり実際に殺してしまうケースは日本でも起こっています。女性と男性では身体的な力の差があるため、☆さんがＤＶの加害者を狙うのは、加害者が寝ているときや泥酔状態のときであったりします。すると、正当防衛とはみなされず、☆さんが殺人罪に問われてしまいます。このような暴力のことを英語では Resistive Violence（抵抗のための暴力）と呼ぶことがあります。こうした暴力を、いわゆるＤＶの加害者による暴力と混同してはならないと思います。

その後、男性の刑務所内で講演をしました。数週間後には他のプログラムを見学させてもらうために、同じ刑務所に2度行っています。男性刑務所での講演については、今振り返ってみて「よくやったよね……」と思います。この企画については迷ったあげく、「引き受けなかったら後で後悔するだろうなぁ」と思い、引き受けました。でも、その日が近づくにつれて解離が激しくなっていったように思います。自分の精神状態が崩れがちなことがわかっていたので、当日の講演が終わった後はいつものように運転をしたり電車に乗れないだろうと思い、前もって迎えに来てくれる人を頼みました。

男性刑務所に入って行く際に、幾つかの重い金属製のドアを通らなくてはならず、通るたびに後ろでガシャーンとドアが閉まる音が私の中で響き続けました。「ここから出られなくなったらどうしよう」という大きな不安の波に耐えながら部屋に入ると、50人近くの人が全員オレンジ色のユニフォームを着て座っていました。その瞬間私の中で人格が入れ替わり、少しでも危険を感じると出てくるしっかり者の左脳さんが講演しました。なので、そのとき自分が話した内容は覚えていませんが、終わったときに司会者が「誰か質問がある人」と問いかけた瞬間にほぼ全員が一斉に手を挙げたことに非常に驚いたのは覚えています。

たくさんの質問に答えたように思いますが、覚えているのは3人の感想です。1人は「自分は今日あなたが経験したような暴力を自分のパートナーにふるいました。そのパートナーは今でもこの塀の外で自分が帰るのを待ってくれています。そして……」と言った後、言葉が続かなくなって着席をした人。1人は20歳ぐらいの若い人で「自分は父親からひどい虐待にあいながら育ったけど、今まで一番憎んでいたのは母親です。だって、お母さんは自分があれだけひどい目にあっていたのにもかかわらず助けてくれなかった。だからお母さんを憎んで今まで生きてきたけど、今日の話を聞いて気がついたのはお母さんもお父さんからひどい暴力にあっていたから、お母さんは自分を守ることができなかったんだ、ということ。だから、もうお母さんを憎むことはやめます」と話してくれました。もう1人には「自分たちのように犯罪を起こしてしまった者はこうして刑務所に入れられてしまうし、入れられてしまったらもう社会からは忘れられた存在になってしまうのです。外部から人が来て話しかけてくれるときは、いつも上から目線の状態で、自分たちをまるでゴミのようにしか見ていないことがわかる。でも、あなたが今日こうやって一生懸命質問に答えてくれている姿勢などを見ると、ゴミ人間として見ていないことが伝わってきた。その点についても感謝したい」と言われました。

結果的に私にとって学びが多く有意義な経験でしたが、その1日で1年分のエネルギーを使ったように感じて、終わった後は疲れ切ってしまいました。

2年間のプログラムの最後にあと1単位残すところまで来て、私は自分に対して新たな挑戦をすることにしました。1単位のクラスを受けることはとても簡単でしたが、あえてそれをせず自由研究という特別な授業を設定してもらうよう申請し、2001年にできた日本のDV防止法について論文を書くことで単位をもらえるか担当の先生に尋ねました。許可が出たので、私は1単位を残したまま日本に戻り調査を始めました。

私は自分でスケジュールを立ててそれをきちんと継続していくことが苦手なので、予定より大幅に時間がかかってしまいましたが、1年ほどかけて論文を書いて提出し、卒業しました。これで、日本で活動を開始できる準備が整いました。

活動開始

活動をおこなう際の私のルール

なぜ私がこれだけ知識を得ることにこだわったかというと、自分の暴力の経験について話すことができたとしても、論理的な説明を伴ってきちんと話すことができない状態に対して大きな不安があったからです。自分自身の経験について話すことができ、知識を基盤とした幅広い内容を話せるようになりたかったのです。そのために学びたいと思いました。

また、自分を守る手段として、学歴が必要だとも思っていました。ＤＩＤのことを勉強するようになってから、アメリカではＤＩＤの☆さんのおよそ2割が大学院を卒業している、という事実を知ったときには、少しショックでした。2つの大学院を卒業している私自身が典型的なＤＩＤの☆さんの行動パターンを取っていることに気づいたからです。

ＤＩＤの☆さんたちは、自分の症状に気づいていなかったとしても、無意識のレベルで自分が大きな傷つきを感じながら生きていることを知っているように思います。私の場合は「自分はかなり壊れている」と感じていたため、以前は自分がどれほど壊れているかを世間からさとられないようにするために覆い隠そうとしていたのだと思います。学歴を取ることは、自分は「まともな人間」で「問題がない人」と見せかける手段だったと思います。実際に、ＤＩＤの☆さんたちの中にはいろいろな資格や肩書きを持っている人がいます。医者や弁護士、大学の教授など社会的に評価されやすい地位についている人が少なくありません。世間でいわゆる「普通」の人として、あるいは普通以上の「優れた人」とみなされるためには、学歴を取るという手段は思いつきやすい方法なのかもしれません。

また、自分の体験を話す際に絶対に泣かない、ということも私の中で決めたルールです。これは、他の☆さんが講演などをされるときに泣くことを否定するものでは決してありません。私自身のスタイル、そして方針として、泣きたくないから泣かない、と決めたルールです。私としては、泣くことによって同情されることを避けたかったのです。私は確かに大変な経験をしましたし、☆さんです。しかし、「かわいそうな人」ではありません。私が人前で自分の体験を話すときには「被害者＝かわいそうな人たち」という固定観念は否定したいと思いました。

「かわいそうに」と哀れまれると、人と比較され、人より劣っていると判断されたように感じ、自分をみじめに感じます。☆さんがケアや支援につながった時、みじめに感じてしまうようなメッセージを送るのではなく、「あなたが悪いのではなく、暴力をふるった加害者に責任があるのです」という気持ちがこもった対応をする社会に変えていきたいと願っています。どのような暴力であろうと、暴力にあった☆さんの恥ではないのです。

様々な人へのインタビュー

東京で活動を始めようと意気込んではみたものの、どこからどのように始めたらいいのかさっぱりわかりませんでした。既存の団体でボランティアをすることも検討しましたが、やはり私なりの「☆さんを中心とした活動をしたい」という思いを大切にすることにしました。同時に、私自身は複雑性ＰＴＳＤやうつがずっと続いている状態ですから、自分のエネルギーレベルやその時々の状態を配慮した活動内容にしなくてはならないとも思っていました。

その頃（２００３年頃）、ＤＶ防止法に基づいたサービスが増えつつある時期だったため、☆さんの相談先となる窓口やシェルターは少しずつ増え始めていました。しかし、そうした窓口で受け付ける相談は基本的に危機介入とみなされた場合に限定されていて、つらいと感じていても今すぐに家を出るわけではないという現状にある☆さんや、すでに家を出て一人暮らしを始めた☆さんたちは、それらの事業の対象とみなされないことが多かったのです。

支援活動を「予防」「介入」「その後のケア」という3段階と考えたときに、2つ目となる「介入」に含まれる相談窓口やシェルターは徐々に増えていく傾向にありましたが、「予防」「その後のケア」の段階は注目されていないように感じました。「予防」については、後々デートDVの講演活動を増やすことになりましたが、活動を始めた当初、個人的に強く必要性を感じたのは、「その後のケア」の段階でした。

Bさんから離れた後、一人暮らしを始める、あるいは子どもたちとの暮らしを始める☆さんは、暴力をふるう人から離れたからといって、すぐに傷つきを感じなくなるわけではありません。トラウマ（心の深い傷）は時間とともに自然に癒えるわけではない場合が多いのです。Bさんから離れた後、トラウマに対する適切なケアの方法がわからない状態で、今までと全く違う環境で生活していかなければならない☆さんの大変さが想像できると思います。

私自身、彼から離れた後、一緒にいた時期のつらさとは全く別のつらさを感じて、とても混乱しました。当時は「暴力がなくなったのだから苦しさは自然に減っていくはず」と思い込んでいたので、余計に期待外れで、以前にもましてつらく感じられる時期がいつまでも続き悩みました。「私だけなのだろうか？」「何かもっと違う対応策があるのだろうか？」「離れなければよかったのだろうか？」といった疑問が頭の中でぐるぐると回り、新たに発生し始めた苦しみの渦の中でもがいていました。

今になれば、そうした状態はPTSDの症状だったということが理解できますが、当時はなぜ時間が経っても自分の状態が良くなっていかないのか、逆になぜ悪化していくように感じるのか、わかりませんでした。こう感じるのはたぶん私だけではなく、☆さんに共通するものだという思いもあり、新しい活動は「その後のケア」という段階を重視した方向性で、何らかのサービスを作りたいと思いました。

どのような活動をするにしてもまずは現状を把握しなくてはならないと思い立ち、病院に勤めている知り合いに相談し、虐待や暴力の☆さんと接する機会がある人たちにインタビューをさせてもらいました。東京、神奈川、千葉で10件近くの病院や行政でインタビューしました。紹介してもらってお話を聞いた看護師、医師の方々もいれば、自宅近くの病院を突然訪ねてメディカルソーシャルワーカーの方にお話を聞いたりもしました。行政の企画のDV関連のイベントに参加し、2人の講師の方々にご挨拶をし、後日改めてお話を聞かせていただいたこともありました。

いろいろな方にお話を聞くうちに、暴力がもたらす混乱を少しずつほどくことを目的としたプログラムをおこないたいという気持ちが強まり、☆さんたちが通える講座を開こうと考えました。必ずしもBさんから離れた後の「その後のケア」の段階だけではなく、渦中にいる☆さんたちにも役立つ情報を伝えたい、どの段階にいようと☆さんたちが参加しやすい講座にしたいと思いました。私自身の経験を振り返り、逃げ出した直後にほしかった情報や居場所をイメージした結果、「☆さんたちが必要としている情報を、安全・安心を感じられる場所で提供する」ということを目指すことにしました。

ピアサポートグループのように☆さんたちが自分の経験を語る場所ではなく、講座形式にすることで、情報を取り入れながら自分に問いかける時間、普段は後回しにしがちな自分を最優先にする時間にしてもらいたいと考えました。講座と名付けることによって堅いイメージになることを懸念しましたが、参加する☆さんたちに講座の意義や目的を説明して伝えようと思い直しました。そして講座とはいっても、前に立つ私が答えを持っているというものではなく、私はファシリテーターとして、問いかける役になりたいと思い、毎回講座の最初にそのことを伝えるようにしました。この講座は☆さんたちが自分の抱えている混乱や傷つきをほどく作業をするための場ではありますが、情報を提供することだけを目的とするのではなく、安心できる空間であることも目指しています。講座にたどり着くことが精いっぱいの☆さんたちが、講座中にホッと一息ついたり、安心して少し眠ったり、休むことができる場にもなればと思っています。

☆さんにとってよい方法を考える

私が頭で描いていた☆さんのための講座という案が少しずつ明確になっていき、インタビューをした人たちにも意見を聞いてみました。参加する☆さんのインテークを前もっておこなうという提案や、講座をおこなう時間帯（昼間か夜か、平日か週末か、など）についてのアドバイスなどももらいました。

多くのアドバイスを参考に、昼の講座と、仕事帰りの人が来られるように夜の講座と、1日に2回おこなうことに決めました。また、予約や登録が不要で当日参加したいと思ったら参加できるドロップイン形式の講座にしました。事前申し込みを不要にすることで、☆さんたちの負担を減らすことができると思ったのです。前もって連絡を取ったり、申し込みや予約をすることは余裕のある人にとっては大したことではないかもしれません。しかし、暴力にあいながら暮らしていたり、逃げた後も心身の調子が安定しない状況にある☆さんにとって、事前に予約をすることもエネルギーを使います。まして、その日の体調が悪くなったらどうしよう、急にBさんが帰ってきてキャンセルの連絡も入れられなかったらどうしよう、などと様々な心配が頭に浮かんで、結局やめておこう、となったのでは本末転倒になってしまいます。余計な手間を省いて、☆さんがエネルギーを消耗しない形の講座を作りたかったのです。

他にも、☆さんが無理をしなくてすむように、遅刻や早退は自由、途中で休憩を取ったり、一旦部屋を出たり、少し歩いたり、飲み物を飲んだりするのもＯＫ、ということを毎回みなさんにお伝えしました。

実際に講座を始めてみると、当日何人来られるかはわかりませんから、足りなくならないように席や資料を用意することは確かに面倒でしたし、神経を使うやりかたでした。その都度自分に、「もし私が今必死に何かを変えようとしている☆さんだったら、どのようなことを希望するだろうか？」と何度も問いかけ、原点に戻って考えるようにしました。最初の頃は十数人集まる日もあれば、悪天候で1人も来ないといった日もありました。いつも15～20部ほど資料を印刷して持参するのですが、やはり1人も来なかったときは落ち込んでしまいます。いくら「天気が悪いからだ」と自分に言い聞かせようとしても、「もしかしたらこんな講座をおこなう意味は、私が思うほどないのかもしれない……」などとウジウジ考えてしまうことが何回もありました。

安全性や安心感への配慮

ドロップイン形式にすると当日どのような人が来られるかわからないため、安全についても考えました。警備員が常駐していて、通いやすい便利な会場を探しました。

「講座に参加できるのは☆さんのみですか？」という問い合わせも受けました。その質問を受けるまで、私としては☆さんに参加してもらうことしか考えていませんでしたが、改めて考えてみると、「☆さん限定」と謳うと、その講座に参加するのは、自分が☆さんであると認めなくてはならないことなのだと気づきました。そのような方針にしてしまうと、今はまだ自分の経験をＤＶ被害だと認めたくない☆さんたちや、「私のはＤＶではないかもしれないけど、でもなんだかつらい」という段階にいる人たちが講座に参加しにくくなるかもしれない、とも思いました。最終的に☆さん限定にする必要がないという結論に達し、「女性限定」のみを条件にすることとしました。☆さんであれば性別に関係なく参加できる場所にできれば理想的なのですが、多くの☆さんたちが女性であり、女性の☆さんの多くが男性のことを怖がっているということを踏まえ、この講座は女性限定とすることにしました。そして、傷ついた女性がいつでも参加できる講座という意味で、「オープン講座」と名付けました。

今では名前を変えて「こころのCare（ケア）講座」となっています。

講座中、私が話している間に、もし参加者の気分が悪くなってしまったらどうするか、ということも考え、私以外に誰か1人スタッフとして講座にいてもらう必要があると感じました。そこで、2人の方にお願いして、それぞれに昼の講座か夜の講座のどちらかに入ってもらうことにしました。

そこに来るとなじみがあって安定感がある、と感じられるような講座にしていくために、毎回「オープニング・クエスチョン」で始め、「クロージング・クエスチョン」で終わることを決めました。オープニング・クエスチョンには、「あなたの好きな色は何色ですか」「あなたはどの季節が好きですか」といった感情に焦点をあてた軽い質問を入れ、クロージング・クエスチョンには、「今日、寝るまでに3つ自分のためにできることは何ですか」「世界中、どこにでも行けるとすればどこに行きたいですか」といった少し目線を上にあげて、先に小さな目標の旗をたてるような質問を入れることにしました。

トラウマについて毎回2時間を費やして見ていくわけですから、講座が終わった後、余計しんどくなってしまうのは極力避けたいと思いました。そのため、毎回最後に簡単なプラス系のアートを少し入れて、気分転換をしてから会場を去れるようにしています。

資料自体の使い方についても、毎回「この資料は他人に見せることもなく、回収することもない資料です。自分と対話するためのツールとして使ってください。『今は書きたくない』と感じるときには、その気持ちを大切にしてください」と伝えています。また、資料の中にある質問に対しては、「正解」となる答えを用意しているわけではなく、自分で書いた答えが自分自身にとっての答えである、ということも説明しています。全ての資料には『正解』があるわけではありません。答えは十人十色なのです」という説明も入れました。

よりよい講座を作り継続させていくために

構想段階から、トラウマや暴力の影響を理解するという大きなテーマを基本として、それを理解するためにいろいろな切り口から、いくつかの講座のシリーズにしようと考えていました。どのような切り口でみていくとよいか検討し、かなりの時間がかかりましたが、12回の講座を作り上げました。これらの講座は年ごとに改良を重ねています。

当時はまだ、DVやトラウマに関して、質問に対して自分で書き込んでいくワークブック形式の本は日本語ではあまりなかったのですが、海外では数多く出ていたので十数冊取り寄せました。内容をそのまま訳すのではなく、その情報を日本という場所で実際に使える内容にするにはどうしたらいいかと考えながら、かなりの時間をかけて資料を作成しました。資料は、どうしてもカラーで印刷したいというこだわりがあったので、コピーや輪転機で刷るのではなく、講座ごとに自分のプリンターで前もって多めに印刷し、会場まで持参していました。傷ついた☆さんたちのために少しでもほっとできるような環境を提供するため、小さな方法ですが、資料にカラーでかわいい挿絵などを入れておきたかったのです。

講座の参加費についても悩みました。これは今でも悩んでいることの1つです。講座で利益を出そうとは考えていませんでしたし、有料にしてしまうと1人も来ないのではないかという不安も正直ありました。最初のワンクール（12回）は無料でおこない、寄付箱を部屋の入口に置くだけにしました。資料の印刷や部屋代などで経費はかさむ反面、寄付してくださる方はあまりいなかったため、完璧な赤字でした。最初のクールが終わる頃、参加者の1人から「この講座は全部自分で経費を出しているんですか？」と驚かれ、「有料にしたほうがよいと思います」と言ってもらい、勇気づけられました。

2クール目からは有料にしたものの、値段の設定に悩みました。講座には☆さん、支援者、仕事をしている人、生活保護を受給している人など、様々な人が参加されていることなどを考え、参加費は毎回2000円とし、支払いは部屋の入口に置いた箱に払える額を入れていただくことにしました。「お釣りや領収書がいる場合のみ、声をかけてください」と伝え、あとは一人ひとりの参加者の判断に任せることにしました。

講座が終わるたびに箱の中を数えると、やはり決めた額通りに入っていることはほとんどなく、小銭だけのときも少なくありませんでした。この講座の最大の目的は1人でも多くの☆さんにとっての回復への1つのオプションとなってほしいということで、赤字を覚悟して始めたので、私はそれでよいと思っていました。昔から私は金銭感覚が乏しく、先々を考えることも苦手です。しかし、いくら赤字を覚悟していたとはいえ、講座にかかる費用も増え、やらなければいけない手間も増え、自分でやりきれない部分を人にお願いするときには自費で負担し、といった形でどんどん出費が増えることにやっと気づきました。

1人で始めた講座ですが、昼と夜の講座に1人ずつサポートに入ってもらううちにファシリテーターとしても話してもらうようになり、今では6、7人のファシリテーターが4ヵ所で講座を開催しています。これだけ長く続くとは、私自身想像していませんでした。この講座を必要としている☆さんがそれだけいる、ということなのだと思います。8年ほど有料で講座を続けてきて、毎回の参加者は5人から多いところで20人ほどで推移してきていたのですが、2012年に1年間限定の助成金を得ることができ、この1年だけ無料で開催しました。すると毎回会場に入りきらないほどの人数になり、とても驚きました。いくら「払える額だけお支払いください」と言っても、講座の参加費が決まっていることは経済的にも心理的にもハードルになると思います。多くの☆さんに情報を届けることを目的に始めた講座なので、多くの☆さんに来てもらえるよう無料での開催を続けたい気持ちはとても大きいのですが、反面、会場を借りる費用や資料の印刷代、ファシリテーターの手配など費用も大きく、頭の痛い問題です。

レジリエンスというグループの立ち上げ

当初、私はオープン講座以外のことをしようとは考えていませんでした。確かに、講座をスタートさせる前の数年間、年に1、2度の頻度で講演をしてはいました。神奈川県内の高校の先生方を対象に、カウンセリングについての話をする機会を得たり、外国人のための英語カウンセリングをしている団体の相談員研修で、年に2度DVについての講演をしたりしていました。年に1、2回の講演でもうつが悪化したり体調を崩したりして、数日間、数週間と寝込んでいたので、まさかその数年後には年間100件以上の講演をすることになるとは、夢にも思っていませんでした。

今でも☆さんとして講演をする人は日本では少ないようです。☆さんとして講演するのが良い、悪い、ということでは決してありません。ただ、☆さんだからこそ伝えられることはあるように思います。Ｂさんから離れていても危険性が高い状態にいる☆さんや、子どもたちへの影響が心配な☆さんの中には、人前で話したくても話せない人が大勢います。私は話せる状況にいるため、公の場で話をし始めていました。

講演を始めた頃にＤＶ防止法が施行され、ＤＶというテーマが注目される時期だったと思います。今でも多くの人にとってＤＶは理解しづらいテーマです。「そんなにひどいことをされているのに、なぜ逃げないの？」「なぜそんな人と結婚したの？」など、☆さんが二次被害にあう言葉が、残念ながら今でも多く発せられています。２００３年頃は、今よりもさらに多くの人が無理解だったと思います。そうした人たちに暴力のもたらす影響などについて少しでも理解してもらおうと、ＤＶの講演を企画する民間の団体や行政が年々増えていきました。

はじめのうちはぽつりぽつりと入って来ていた講演の依頼が、どんどん増えていきました。２００４年は20数件だった講演が、翌年には倍になり、その後も増え続けました。最初はパワーポイントで作成したスライドに合わせて、前もって準備した説明カードを手に、書いてあることを一生懸命見ながら話していました。海外で育った私は、日本語で講演することに対して不安が大きく、とっさに単語が出てこなくなったらどうしよう、私が伝えたいと思っていることがうまく伝わらなかったらどうしよう、と悩みはつきませんでした。その頃の私の講演を聞いた方が「あの頃のさちさんの日本語はちょっと変だったよね」と懐かしそうに話してくださり、私自身本当にそうだったと思い、お互いに笑ってしまいました。たどたどしくても一生懸命聞いてくださった方々、応援してくださった方々がいたからこそ、今の私がいるのだと感謝しています。回数を重ねるうちにカードは使わなくてもすむようになっていきました。

講演を続けながら、講座も定期的に開いていました。講座終了後に毎回片付けなどを手伝ってくれる人たちと仲良くなり、いつの間にか自然にグループになっていきました。グループに名前をつけることになり、日本語の言葉も検討しましたが、私がどうしても「Resilience」(レジリエンス)という名前にしたいと主張したことは、「はじめに」で説明した通りです。知られていない言葉である、発音がしにくい、という点については、レジリエンスの文字をロゴマークにして、イメージとして覚えてもらおうということにしました。

グループを紹介する3つ折りのパンフレットや、チラシ、講座の資料など、それまで自宅で両面印刷をして1枚1枚手で折っていたものを、印刷所で印刷してもらうようになるなど、グレードアップしたように感じたことを覚えています。

様々な場所に住むメンバーが集まることができ、講座に必要なものも置いておけるような場所がほしくなり、都内に小さなマンションの1室を借りることになりました。その頃は講演の数も少なかったので収入はほとんどなく、今から考えるとかなり無謀なことをしたように思います。敷金、礼金を含めた賃貸料、カーテンや机、椅子などの家具をそろえる費用など、個人的にかなりの出費になりましたが、投資と思って割り切ろうと考えました。その後、メンバーも増え手狭になってきた頃、ある方のご好意で都心の便利な場所にある、少人数の講座が開けるスペースを貸していただけることになりました。

近隣の行政機関から声をかけてもらい、もう1カ所共催で講座を開くようになりました。広報や、保育サービスにより、その地域の☆さんが通うことが可能になりました。相談窓口もあり、相談に来られた☆さんに講座を紹介してもらったり、講座に参加した☆さんが相談につながったりと、協力して支援しています。その後も、様々な団体の方々から場所を提供していただいたり、共催のお話しをいただいたりしながら、講座を開催してきました。歩き始めたばかりの小さなグループの頃から現在まで応援してくださっている皆さんには本当に感謝しています。

私自身の「成功」に向かって

講演の数が毎年かなりのペースで増えていくことで、家賃や講座用の部屋代は支払えるようになりましたが、人件費を支払うことができない時期が数年続きました。２００３年、２００４年はかなりの赤字状態でしたから、数年後にやっと、ほんの少しですが対価として受け取ったときは「やっとここまで来たな」と感じられました。講座を始めた頃は、全く違う業界である通信やコンピュータ関連の仕事もしていましたが、講演の数が増えるにつれて時間的にも厳しくなり、その仕事は辞めることにしました。収入が10分の1ほどに減ってしまうため、前の仕事を手放してレジリエンスの活動に専念することを決めるときには、かなりの覚悟が必要でした。

時々「どのようにしてレジリエンスを起ち上げたのですか?」という質問を受けますが、当時はとにかく毎日をこなすことで必死でしたし、将来に向けてのビジョンなどがあったわけでもなく、1日1日を乗り切ることで精いっぱいでした。気がついたときには、レジリエンスという団体が存在していた、というような感覚です。「来年、どうしようか」という話し合いをしていても、私の頭の中では「その時には死んでいるかもしれない」という考えがよぎります。口にはしなくても、そのような発想が常にあるため、見通しを立てたり長期的な目標を持ったりすることはできませんでした。

長期的に考えることはできなくても、なぜこれだけレジリエンスの活動に打ち込むのか、ということは常に強く意識していました。レジリエンスとしての活動が広まっていくにつれ、この活動を仕事としてするのではなく、私の人生の大きなミッション（使命、果たすべき役割）としてしようと徐々に決意を固めていったからです。

逃げ出した直後の、うつがひどく、生きることが苦しみとしか感じられない時期に出会ったある詩が、今でも私のモットーとなっています。以前は小さいカードに印刷して、常に持ち歩いていました。「Success」（成功）というラルフ・ウォルドー・エマソン（Ralph Waldo Emerson）の詩です。

SUCCESS

To laugh often and much
to win the respect of intelligent people and affection of children;
to earn the appreciation of honest critics

and endure the betrayal of false friends;
to appreciate beauty,
to find the best in others;
to leave the world a bit better,
whether by a healthy child
a garden patch or redeemed social condition;
to know even one life has breathed easier because you have lived.
This is to have succeeded.

成功とは

たくさん笑うこと
知性のある人から尊敬を得ること、子どもたちから好かれること
誠実に批評してくれる人に評価されること、見せかけの友人の裏切りに耐えること
美しいものを楽しむこと、人の良いところを見つけること
世の中に少しでも良いものを残していくこと

それは元気な子どもでも、庭の一画でも、社会状況の改善でもいいから
そして、あなたが生きていたことによって、1人でも生きるのが楽になった人がいると知ること
それが、成功したということなのです。

(訳・中島幸子)

この詩を読んで最初に考えさせられたのは、私はどのようにしてこの「成功」を達成できるのか？　ということでした。私には子どもはいませんし、庭仕事は苦手なので、「あなたが生きていたことによって、1人でも生きるのが楽になったのであれば、それが成功なのです」という部分を、自分の「成功」としようと思いました。しかしその頃は、どのようにしてそのような結果をもたらすことができるのか全くわかりませんでした。十数年後、気がつくとレジリエンスというグループができていて、1人の☆さんとして講演や講座をおこなうことができる環境にあり、私はこの詩にある成功を目指す機会を与えられたと感じました。そのチャンスを生かすために、私はがむしゃらに働きました。

そのうちに、私にはこの世に子どもを残すことはできなくても、レジリエンスという団体を生み、残すことはできる、とも思い始めました。レジリエンスの存在は私にとって生き甲

与えてくれるもの、私の中で強烈な影響を持つ負のエネルギーを活かせる機会を与えてくれるものとなったのです。一方で、自分の抱えている問題を減らすためにレジリエンスの活動を利用することはしたくないという気持ちは持ち続けています。活動の目的はあくまでも来られる☆さんの役に立つことであり、活動を続ける限りは私自身がカウンセリングなどで常に自分の傷のケアをおこなっていくことが不可欠だということも自戒しています。

講座をスタートしてから最初の5年間は休む間もなく、無我夢中でした。慢性のうつ、複雑性PTSD、DIDといった症状があるため、毎日疲弊し、夕方になると周りの人たちと会話するエネルギーさえ残っていなかったり、座っていることもつらくなる毎日でした。その頃の私を知っている人は、「なんて無愛想な人だろう」と思われたかもしれません。今思えば、あまりにもつらい日は、無口になっていただけでなく、解離したり社交性ゼロの人格に交代していたと思います。人と会わずにすむ日は、夕方や夜になるとレストランや喫茶店で10分ぐらい寝るようにしていました。そうでもしないと、帰りの電車に乗る力さえも残っていなかったからです。遠方の講演に行った帰りは、新幹線の中でよく解離していました。ふと気づくと自分の席ではなくお手洗いにいる、ということが多々ありました。

精神的不調だけなく身体の不調も多く、病院にもよく通っていました。周りにいる人たちからは、計画的に前もって休みを入れるようにと言われていたのですが、なかなかできませんでした。最近は休みを前もって入れられるようになっていますから、私も少しは進歩しているようです。

その頃の思い出には、「あまりにもきつくて泣きたかった」という感覚のものもありますが、良い思い出もあります。当時はレジリエンスのパンフレットを自分で折らなければならなかったのですが、ある日新幹線で一生懸命パンフレットを折っていたときに、通路の反対側に座っていた年配の男性から「何を折っているのですか？」と声をかけられました。聞かれた瞬間は驚いてしまい「どうしよう……」と戸惑いましたが、パンフレットをお見せしたところ、丁寧に読んでくださり、レジリエンスの活動に寄付したいとおっしゃってくださいました。その方はその後数年間、毎月寄付金を送ってくださいました。思い出すたびに心が温かくなり励まされます。

SAFERにこめた想い

レジリエンスを始めて10年間、主にＤＶやデートＤＶをテーマとした活動をおこなってきました。ここ数年、性暴力についての講演活動も増えてきています。ＤＶやデートＤＶの☆

さんの中で、性暴力にあっている☆さんは多いと思います。しかしそのことはなかなか表に出てきません。私自身、性暴力にあったことを認められるまで7年かかったことや、人前でその話ができるようになるまでの困難さを見ても、認めることが非常にむずかしく、それだけ深い傷つきとなっていることがわかります。

日本では2010年頃から性暴力にあった☆さんたちのためのワンストップセンター（医療や相談、法的支援、心理ケアなど総合的な支援を1ヵ所で提供する場）がたちあがりはじめました。このようなサービスが提供されるようになったことは大きな意義のある、重要なことです。大阪のSACHICOを始め、愛知、東京でもワンストップセンターができ、今後も増えると思います。

今の日本のワンストップセンターの多くは病院内に設置されていたり、医療サービスとの関連が強い状態で運営されていたりします。急性期（被害にあったばかりの時期。施設によって何日以内などの目安があることもあります）で医療的な治療が必要とされる場合には、このような位置づけは理想的です。アメリカのように治療費が非常に高く、保険制度がうまく成り立っていない地域ではこうした連携が無理なこともあるので、その点、日本は条件に恵まれていると思います。

こうしたセンターが今後日本中に広まることを望んでいますが、同時に懸念を感じる点もあります。性暴力に関する正しい知識が広まっていない現状で、性暴力被害のワンストップサービスと医療の関連が前面に出ることで、「性暴力被害とは急性期の医療サービスを必要とするものである」という偏った見方が広まってしまう点です。急性期に助けを求めることができない状況に置かれていたり、医療サービスにあてはまらない性暴力の☆さんも多いのです。数年前、数十年前の性暴力の経験がトラウマとなり傷ついている☆さんも大勢います。そのような状況に置かれている☆さんたちが必要とするのは、社会福祉サービスであったり、トラウマに対する治療やサポートであったりと、多岐にわたります。

「急性期の医療を必要とする性被害」と聞いて多くの人が思い浮かべるのは、見知らぬ人からのレイプ、となりがちだと思います。本当は、性暴力というのは顔見知りの人からのほうが数は圧倒的に多いのですが、そのことが見えにくくなってしまいます。親や兄弟、配偶者、恋人、親戚、上司、先輩、先生、コーチなどといった身近な人からの性暴力で苦しんでいる☆さんの存在や苦しみがさらに見えなくなって、「なかったこと」にされてしまわないよう、何かできることがないかと考え続けました。

ワンストップサービスに限らず、電話や面接による相談を受ける施設、サービスも増えてきています。これらの相談を受ける人たちが、本当の意味で「性暴力」という言葉に含まれている複雑な要素をきちんと理解して対応していくために、そして非常に重い抱えにくい話を聞くことで支援する側が燃え尽きてしまわないようにするためには、研修などの学びの場が不可欠です。性暴力のない環境を作ることを目指して定期的に学び続けられる場があると理想的だと思い、ＳＡＦＥＲ（セイファー。Sexual Assault-free Environment & Resilienceの略）という名の支援者研修プログラムを始めることにしました。「より安全な日本、より安全な世界を目指して」という意味も込めています。

私が今までおこなってきた性暴力についての講演は1時間半から2時間ほどですが、アンケートに「疲れました」「聞くのがつらかったです」と書いてあることがよくあります。性暴力の話は聞くだけでも多くのエネルギーを消耗し、負担を感じるテーマです。講演の際に「数時間の話を聞くだけでも重く感じられるでしょう。性暴力の☆さんはその重さを毎日感じていることを忘れないでください」と伝えることもあります。数時間話を聞くだけでも消耗するテーマであるからこそ、研修をどうやってエネルギーに変えていけるかということも考えています。

ＳＡＦＥＲのプログラムは、様々な専門性を持った方々に、それぞれの立場からみた性暴力について話していただく講座や、グループワーク、実際に手を動かすアートなどもどんどん取り入れた研修にする予定です。ＳＡＦＥＲでは、医師、カウンセラー、弁護士といったいわゆる「専門家」と、実体験から得た知識や回復のための様々なスキルをもつ☆さんの関係が、上下関係でなくフラットな関係になる環境を作っていきたいと思っています。
ＳＡＦＥＲに参加する人たちを通して、それが世の中に広まっていくことを願っています。

現在

東日本大震災の影響

２０１１年の震災の影響が深刻であったことは言うまでもありません。多くの方々が命を落とし、大切なものを失いました。大切な人を亡くしたり、家や仕事、思い出につながる様々なものをなくした方々の喪失感やグリーフを思うと心が痛みます。

私自身は震災の日に東京にいて、実際の被害はほとんどありませんでした。しかし震災後、私も含め、多くの☆さんが影響を受けました。大規模な震災がもたらした影響について、私なりに考え続けました。

あの地震が起きるまでの数年間、私はゆっくりとしたペースですが、少しずつ回復の道を歩んでいました。しかし震災が起き、複雑性ＰＴＳＤやうつ病の症状は悪化しました。
震災が起きる直前までこの本の原稿を書くことにかなり力を入れていて、元々は２０１１年7月の出版を目指していました。しかし地震が起き、その後も福島の原発の問題が発生し、また、余震が続く中、私はその後ほぼ1年間、原稿を書くことに集中できなくなってしまいました。原稿が書けなくなっただけではなく、再び脆くなってしまった精神状態で仕事をこなすこと自体が、非常に困難でした。
福島の原発の問題は別として、震災自体は自然によるもので、人からの暴力ではないため、最初はなぜ震災と自分の過去のトラウマの経験が重なるかが理解できませんでした。時間をかけて考えていくうちに、昔経験した暴力によってもたらされる感情と、震災がもたらした感情が一致していることに気づきました。計り知れないほどの大きい恐怖感や焦燥感、終わりが見えないことや予測できないことに対する不安感や絶望感などの感情です。地震が起きる以前から、私はフラッシュバックを内部で大きな地震が発生したような感覚ととらえていたため、自分自身の内部でも、外部でも大地震が起こってしまい、まるで逃げ場がなくなってしまったような感覚に陥りました
どのようにこの症状を軽減できるのか、いまだに私の中には明確な答えがありません。徐々に余震が減っていく中で、安定しているように感じられる瞬間を意識し、その積み重ね

で少しずつ不安定感が減ってきているようにも感じます。今でも地震があるたびに硬直してしまいますが、その都度「だいじょうぶ?」と声をかけられることによって、現実の世界に戻ってくるような感覚があります。トラウマとなる出来事は一瞬にして起こりますが、そのトラウマとなってしまった経験を少しずつほどいていく作業には多くの時間と努力が必要になるため、トラウマの対応の難しさや複雑さに悩むことが今でもあります。そのたびに、自分に「1歩ずつ」と言い聞かせながら、歩み続けるようにしています。

25年後に訪れた大きな変化

トラウマとなった暴力の経験から離れて25年ほどの月日が経ちました。その間、あがいたりもがいたりの日々でした。苦しみから逃がれようとしながらも、方法が見つからず、ただただ途方にくれていた日々。つらさで生きる意味がわからなくなってしまった日々。いくら時間が経っても症状が軽減していかないことに対する苛立ちや自分に対する怒りを感じた日々。「良くなる」や「回復する」というのは私には無理だとあきらめ、自分が回復した状態を夢や希望として持たないようにして、1日1日を生きることだけに目を向けてきた日々のようにも思います。

それでも、私にできることは微力であってもやり続けなくては、という気力を持ち続けられたのは、数えきれないほど多くの方々に支えられていることを感じ続けてきたからです。自分がしている活動に意味があるのかわからなくなった時、私の講演に対する感想を読み、勇気づけられた日も多いです。『傷ついたあなたへ』を何度も読み返しました、という☆さんたちの言葉を聞き、もう少しがんばってみようと思うこともありました。

レジリエンスという団体が存在し、運営できているのはレジリエンスに関わる全てのメンバーの努力の結果でもあります。私１人ではほんの少ししかできなくても、メンバーが集う団体であるからこそ、多くの活動が可能になっています。レジリエンスをサポートしてくださる方々、そしてレジリエンスのメンバーには本当に大きな感謝の気持ちを感じています。

個人的には、２０１２年は大きな転機となった年でもありました。様々なひどい暴力を経験した中で私が一番深く傷ついたのが、「宗教と性暴力」という点です。生まれた直後に洗礼を受け、カトリックという宗教の影響を強く受けて育った私にとって、宗教の教えは私の一部といってよいほど浸透しています。どれだけ私が反発し、意図的に宗教から自分を切り離そうとしても、まるで一つひとつの細胞に刺青のように刻み込まれた宗教の影響を取り除くことは不可能だということを、認めざるを得ません。

もちろん私がここでいう宗教という概念の中には、良い教えがたくさんありますし、それらの教えは私にとって今もとても大切なものです。でも宗教の教えが自分の価値観となり、その価値観に基づいた生き方をしようとしていた者にとって、その教えに背く経験を強いられたことは、受けとめられるものではありませんでした。

「中絶は殺人と同じだ」といった教えがある中、自ら中絶を選ばなくてはいけなかった私がいます。その決断は決して私自身が自由に選べたものではなく、究極の選択でした。そもそも自分が妊娠したこと自体が性暴力の結果でした。深く傷つく毎日が続いていたときに妊娠していることがわかり、完全に打ちのめされたように感じ、私には生きる価値がないとも感じました。自分の人生がこれほど狂ってしまうことは全く想定外でした。

宗教の教え通り、結婚するまで性的な関係は持ちたくないと彼に伝えたにもかかわらず、レイプされ続けたこと。妊娠がわかった途端、想像を絶するような暴力をふるわれたこと。その上に「誰の子だ！」という罵声をあびせられたこと。それらがもたらした大きな混乱と傷つきは、今でも心に深く突き刺さったままのように感じます。「悔やまない」と決めたのにもかかわらず、中絶によって私は、自分を救うために自分の子どもの命を奪ったのだ、最低の人間に落ちてしまったと感じました。自分はもしかしたら人間以下の存在かもしれないとも思いながら、そのような者は一生犯した罪を重い罰として抱え続けなくてはいけないと、覚悟して生きてきたように思います。

私が4年半逃げ出せなかった理由の中で非常に大きなものは、私が大切にしていた信仰を脅しに使われたということです。彼から、もし別れようとすれば教会の教えに背いたことをバラしてやると脅されました。これは私に一番効いた脅しです。「頑張って隠し続けないと大変なことになる」と思ってしまいました。

彼から逃げ出した後は、段々と教会に行くことがつらくなっていきました。20年以上ほぼ毎週通い続けた場所であったのに、教会に行くと、まるで自分の奥のほうに焼きごてで捺されたような烙印があり、そこが疼き、他の人たちにも気づかれてしまうのではないかと思うほど大きな痛みを感じるからです。教会にはものごころついてからずっと通っていたので、私にとって大切な場所が苦痛を伴う場所となってしまったことも、大きな喪失感の1つでした。

大切に思うものほど、その大切なものを傷つけられたり壊されたりすると悲しみは大きくなると思います。私にとって教会に行くこと自体がそのように感じられてしまいます。壊されたものとは、もちろん教会自体ではなく、教会と私の関係のことであり、私自身の信仰のことでもあります。

教会へ行くことを避けるようになっても、人生は不思議なもので、レジリエンスの活動の中で教会からの講演の依頼は増えていきました。断る選択肢が私にあるのはわかっていますが、断ることがまた新たに背くことのように思え、毎回依頼を受けていました。教会での講演は非常につらく何度も解離しながら話してきたように思います。そもそも「教会」自体に対して畏れおおい気持ちがあり、加えて彼から妊娠や中絶を脅しに使われていた恐怖感も同時に引き起こされ、入り混じってしまっているのかもしれません。「教会」と聞くと、自動的に「絶対に言うことを聞かなければいけない」という気持ちになってしまうところがあるように思います。

このように私の宗教に対する思いは複雑で、なおかつ重いものです。あまりにも重いために、人格が分裂してまで、その重さを分けて抱えざるを得なかったのだと思います。今も敬虔に信じ続けている人格もいれば、宗教を苦々しく思っている人格もいます。いま私は、どのようにしたら正反対の価値観を持った内部の人たちが共存していけるのかを模索し続けています。全く違う感覚を持った人たちが乗っている「私」という船のバランスをどのように保ち、誰がどのように舵をきるのかをその場その場で決めていかなくてはなりません。このバランスは微妙なもので、何度もバランスを崩しながら、時には大幅に後退したり、さまよいながら進んできました。レジリエンスの活動を含め、生活する中で宗教と関連するテーマに直面するたびに、船は大きく揺れ、何とか転覆しないように踏ん張ってきました。

2012年に入って間もなく、教会の指導的な立場にある方に私の経験についてお話をする機会がありました。何度もお話をする中で、その方は私の中では絶望感にしかつながっていなかった宗教に対する思いを、一つひとつ丁寧に見直す作業をサポートしてくださいました。最初は抵抗も大きく、失礼ながら不信感を強く感じながらでしたが、私にとっての宗教の課題や苦しみを、私の納得がいくまでほどいていく作業につきあってくださいました。私自身頭で理解するだけでなく、心で感情を伴って理解し納得していくことで、やっと重荷を少しずつ降ろすことができ始めています。

数えきれないほどの性暴力を経験し、その記憶を全部抱えながら性暴力と宗教の狭間となる谷に落ちたまま、ひたすらお祈りを続けていた人格にも光が射し始めました。谷底にあるどろどろとした血の沼で長年溺れかけながら生きていた人格のところまで、その方が降りていき、私の内部の他のメンバーたちさえも25年間近寄れなかった人に近づき、話してくださったように感じています。

再び先ほどの「私」という船の例えで言えば、他の内部の人が皆船に乗っているとすれば、谷底にいた人はまるで船の規模には見合わないほど大きく重い錨のようでした。その人の抱えている傷つきが疼き始めると錨はさらに大きく重くなり、船が引っ張られて沈みかけるのです。そういった状態を繰り返しながら生きてきましたが、宗教からの呪縛が少しずつほどけるにつれて、錨の役目だった人は深い海底から船の中まで上がって来られるようになりました し、以前と比べると重さもかなり減っているため、船に乗っても船は傾かなくなりました。

それが、暴力から離れて25年経ってやっと経験できたことです。

おわりに

「トラウマ」という大きな、そして漠然としたテーマを少しずつ言葉にする作業を続けて、5年が経ちました。最初は、どのようなことを書こうかと考えるだけでうつになったり寝込んだりしていたため、完成までたどり着くことができるのだろうかと不安に思っていました。傷つきを直視しながら書き進める作業をつらく感じる時期もありました。

書き終えた今、改めて、トラウマとその影響、自分自身の内側で起きている大きな変化などを言語化することの難しさを感じています。内面の感覚や気持ちを表そうとして、しっくりとくる言葉が見つからずに悩んだり、身体に埋め込まれた感覚の記憶を言葉にすること自体を不自然に感じたり、言葉というツールの限界を感じることも多々ありました。

書き終えたことでほっとしている反面、グリーフも感じています。私の人生の一部、それも本来であれば公にせずに大事に抱えていたかったプライベートの部分が、私から切り離されて世の中に出ていくからかもしれません。

こうした葛藤の中、私が経験していること、感じたことを、できる限りわかりやすい形で伝えようと心がけました。今まで支えてくださった数多くの方たち、そして本書をつくるにあたり手をかしてくださったすべての方に、心から感謝しています。この本によって、一人でも多くの☆さんが、とても複雑なトラウマについての理解を深め、自分を大切に思えるようになってもらえればと願っています。トラウマの経験がない人には、社会をもっと優しいところに変えていくために、まずはこの本を通してトラウマのもたらす影響を知り、☆さんへの理解を深めていただければ幸いです。

そして、私は……今も将来をイメージすることが苦手なので、今後の目標を宣言するのは難しいのですが、これからも☆さんと支援者のハイブリッドとして、レジリエンスの活動を続けていこうと思っています。すべての☆さんのことを代弁することはもちろん不可能ですが、たまたま語ることができる立場にいる者として、ぼちぼちと語り続けていけたらと考えています。

一人でも多くの☆さんが自分の輝きを感じられるよう、願いをこめて。

２０１３年３月

中島　幸子

中島幸子 なかじま・さちこ

NPO法人レジリエンス代表。
DVコンサルタント、ソーシャルワーカー、
米国法学博士、大学非常勤講師。
DV被害の経験がきっかけとなり勉強を始め、
2003年に女性のための「こころのcare講座」をスタート、
同年「レジリエンス」結成。
米国ソーシャルワーク修士号取得。
各地で毎年数多くの講演を行う。

主な著書

『傷ついたあなたへ』(梨の木舎　2005)
『DV・虐待　加害者の実体を知る』(共監訳　明石書店　2008)
『傷ついたあなたへ　2』(梨の木舎　2010)
『性暴力　その後を生きる』(レジリエンス　2011)など。

マイ・レジリエンス——トラウマとともに生きる

2013年4月6日　初版発行
2015年12月10日　二刷発行
2019年3月10日　三刷発行

著者……………………中島幸子
イラスト………………KOUMARO
カバー写真撮影……辻ロビン
エディター……………栄田千春
装丁……………………鈴木美里

発行者…………………羽田ゆみ子
発行所…………………梨の木舎
101-0061千代田区神田三崎町2-2-12エコービル1階
TEL　03 (6256) 9517／FAX　03 (6256) 9518
Mail　info@nashinoki-sha.com
http://www.nashinoki-sha.com/

DTP……………………石山和雄
印刷・製本所…………株式会社厚徳社

愛する、愛される【増補版】

——デートDVをなくす・若者のためのレッスン7

山口のり子・アウェアDV行動変革プログラムファシリテーター 著

A5判／ 128頁／定価1200円＋税

◉目次　1章 デート DV ってなに?／2章 DVは力と支配／3章 もしあなたが暴力をふるっていたら?／4章 もしあなたが暴力をふるわれていたら?／ 5 章 女らしさ・男らしさのしばりから自由に／ 6 章 恋愛幻想【増補】 今どきの若者たちとデート DV

愛されていると思い込み、暴力から逃げ出せなかった——
◆愛する、愛されるって、ほんとうはどういうこと？

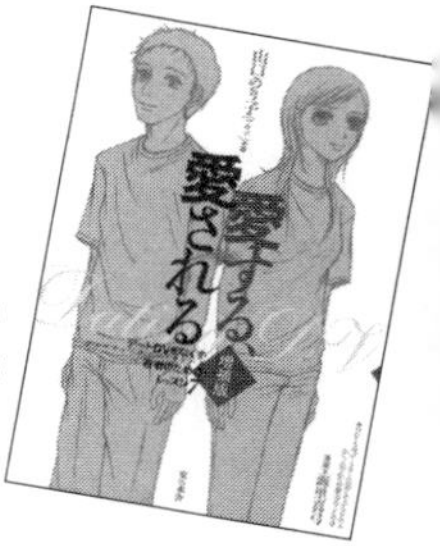

978-4-8166-1701-0

愛を言い訳にする人たち

——DV加害男性700人の告白

山口のり子 著

A5判/192頁／定価1900円＋税

◉目次 1章 DVってなんだろう?／2章 DVは相手の人生を搾取する／3章 DV加害者と教育プログラム／4章 DV加害者は変わらなければならない／5章 社会がDV加害者を生み出す／6章 DVのない社会を目指して

◆加害者ってどんな人?　なぜDVするの?　加害男性の教育プログラム実践 13 年の経験から著者は言う、「DVに関係のない人はいないんです」

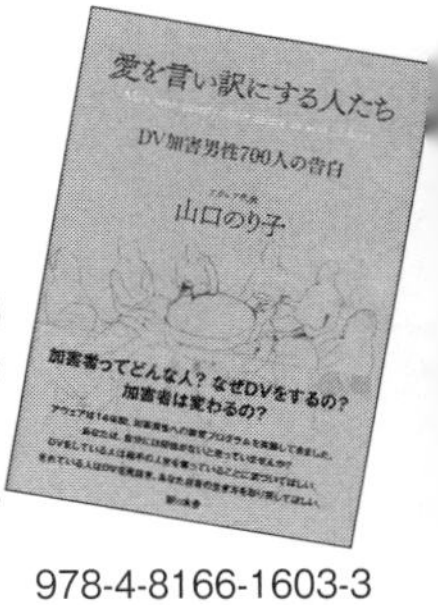

978-4-8166-1603-3

子どものグリーフを支えるワークブック

——場づくりに向けて

NPO法人子どもグリーフサポートステーション 編著　高橋聡美 監修

B5判／ 110頁／定価1800円＋税

このワークブックは子どものグリーフプログラムの実施に向けて、実践者養成のために作成されたものです。ワークブックを通して、大切な人を亡くした子どもたちのことやあなた自身のグリーフの理解を深め、それぞれのグリーフに優しい生き方を探してみましょう。

◉目次　1. 子どもにとっての死別体験／2. ファシリテーションというよりそい方／3. ファシリテーションを支えるスキル／4. グリーフプログラムの実践／ 5. スタッフのケア／ 6. グリーフプログラムにおけるディレクターの役割

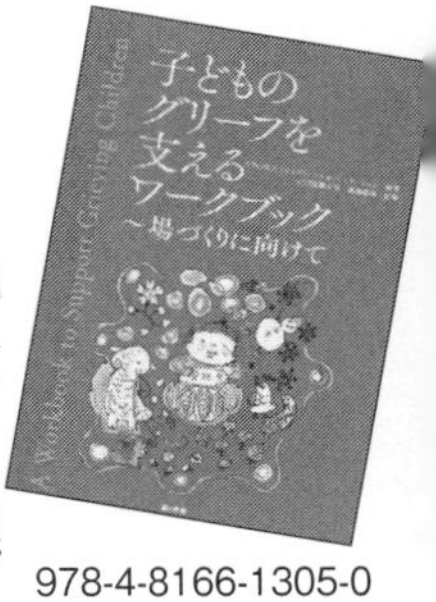

978-4-8166-1305-0

㊸ラケットはつくれない、もうつくれない

——戦時下、下町職人の記憶

青海美砂 著　　画・五十嵐志朗

A5判／ 250頁／定価2000円＋税

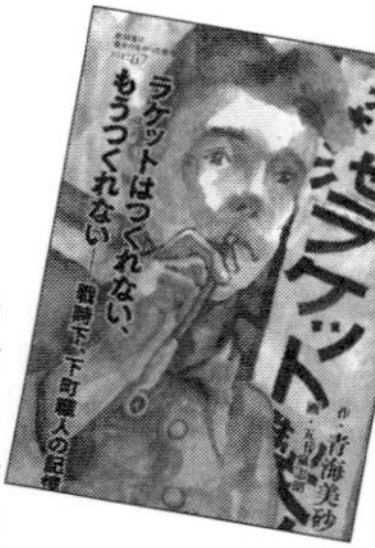

戦争が起こり、……ラケット作りの技術が、人を殺すための道具作りに使われた……。「この物語の舞台になった東京都荒川区尾久町は小さな町工場がたくさん並び、職人たちの町として栄えていました。それが国家総動員法（1938年）により、軍から命令された軍需品を作るように変わりました（著者あとがき）」。ラケット職人の家族、著者自身の両親と兄が体験した戦時下と戦後の物語。

978-4-8166-1806-2

むし歯ってみがけばとまるんだヨ　　5刷

——削って詰めるなんてもったいない!

岡田弥生 著

四六判/192頁／定価1500円＋税

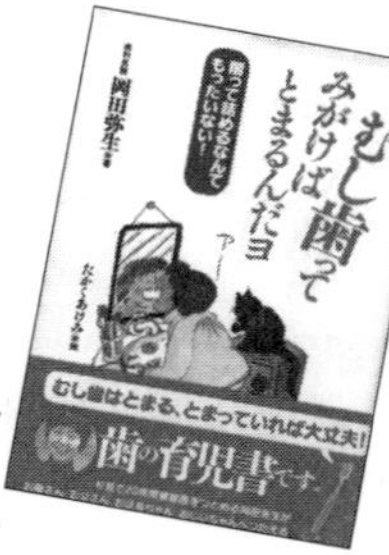

本書は歯の育児書です。「むし歯はとまる、とまっていれば大丈夫!」杉並区で20数年間健診医をつとめる岡田先生がお母さん、お父さん、おばあちゃん、おじいいちゃんへ伝えるむし歯で削らないためのスキルとインフォメーション満載。

◉目次　むし歯には自然治癒がある!／がんで死なない、むし歯で削らないを目指しましょう／きょうだい関係とむし歯／甘いものは上手に摂りましょう 等

978-4-8166-0802-5

シニアのための口腔ケア

——いつでもどこでもブクブクうがい

岡田弥生 著

四六判／ 148頁／定価1500円＋税

口腔ケアは歯磨きだけではありません。笑うことも、「いただきま〜す」も口腔ケアです。そして切り札はブクブクうがい！ やがて介護される人、する人に知ってほしい 51 項目。

◉目次　誤嚥性肺炎は口腔ケアでリスク軽減／胃ろうでも口から食べられます／咀嚼は歯だけで行っているのではありません／「健口体操」と水分摂取／「あいうべ」体操／ターミナルケアと口腔ケア／本当は必要な訪問歯科診療／介護施設の提携歯科医院と利用者の選択 など

978-4-8166-1803-1